THÉORIE
DU MESMÉRISME.

LIVRES *sur le* MESMÉRISME *et les* Lois de la Nature, *qu'on trouve rue du Pont de Lodi, n° 7.*

Aphorismes de *Mesmer* dictés à ses élèves, in-18. 3 fr.

Lettres sur la découverte du Magnétisme, par Ch. Hervier, avec sa Lettre aux Bordelais, in-8°. 1 fr. 50 c.

Bergasse, Considérations sur le Magnétisme, in-8°. 2 fr.

G. de Montjoye, Lettre sur le Magnétisme, in-8°. 2 fr.

Rapport des Commissaires de la Société de Médecine. 1 fr. 50 c.

Les deux Rapports des Commissaires du Roi. 4 fr. 50 c.

Observations sur l'examen des Commissaires, in-8°. 1 fr.

Observations par Deslon, médecin, in-12. 2 fr.

Analyse raisonnée du Rapport des Commissaires. 1 fr. 80 c.

Montègre, du Magnétisme et de ses partisans. 2 fr. 50 c.

Lettre d'un Médecin de Paris à un Médecin de Londres. 2 fr.

Lois du Magnétisme. *Imp. royale*, 1778, 2 vol. in-8°. 3 fr.

Les Lois de la Nature applicables aux Lois physiques de la médecine, par Desjoncades, médecin. 2 vol. 5 fr.

L'Économie de la Nature, 1783, in-8°. 3 fr.

Dieu, l'Homme et la Nature, tableau d'un Somnambule, in-8°. rare. 5 fr.

Thouret, sur le Magnétisme, in-12. 3 fr.

Discours philosophique sur les trois principes animal, végétal et minéral, par C. Chevalier, 1784, 4 vol. in-12. 12 fr.

Principes naturels, applicables à toutes les branches de la physique, de la morale et de la médecine, par Lejoyand. 5 vol. in-8°. rares. 24 fr.

Recherches physiologiques sur le Somnambulisme, par Puységur, in-8°. 6 fr.

Aperçu pour administrer le Magnétisme, 1785. 1 fr.

Détails des cures opérées à Buzancy, in-8°. 1 fr.

Journal du traitement de mademoiselle N., 1786, in-8°. 4 fr.

Le grand Œuvre dévoilé, par Coutan, in-12. 1 fr. 20 c.

La Médecine de l'Esprit, par Lecamus, médecin. 2 vol. 6 fr.

Électricité du corps humain, par Bertholon. 1 vol. — Électricité médicale, Recueil, 1 gros vol. rare. Les 2 ouvrages, 7 fr.

L'Homme moral et l'Homme physique, par Pernetti. 2 vol. 15 fr.

Kirkeri Magnes, 1643, in-4°. 15 fr.

THÉORIE
DU MESMÉRISME,

PAR UN ANCIEN AMI DE MESMER,

Ou l'on explique aux DAMES ses *principes naturels*, pour le salut de leurs familles ;

ET aux SAGES de tous les pays, *ses causes et ses effets*, comme un *bienfait de la Nature* qu'ils sont invités à répandre avec les précautions convenables, et d'après lesquelles PLUSIEURS ROIS de l'Europe en ont encouragé l'usage dans leurs États.

PRIX : 2 francs.

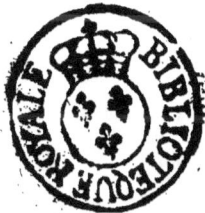PARIS,

AU MAGASIN DES LIVRES RARES,
Rue du Pont de Lodi, n° 7, au coin de la rue Dauphine.

1817.

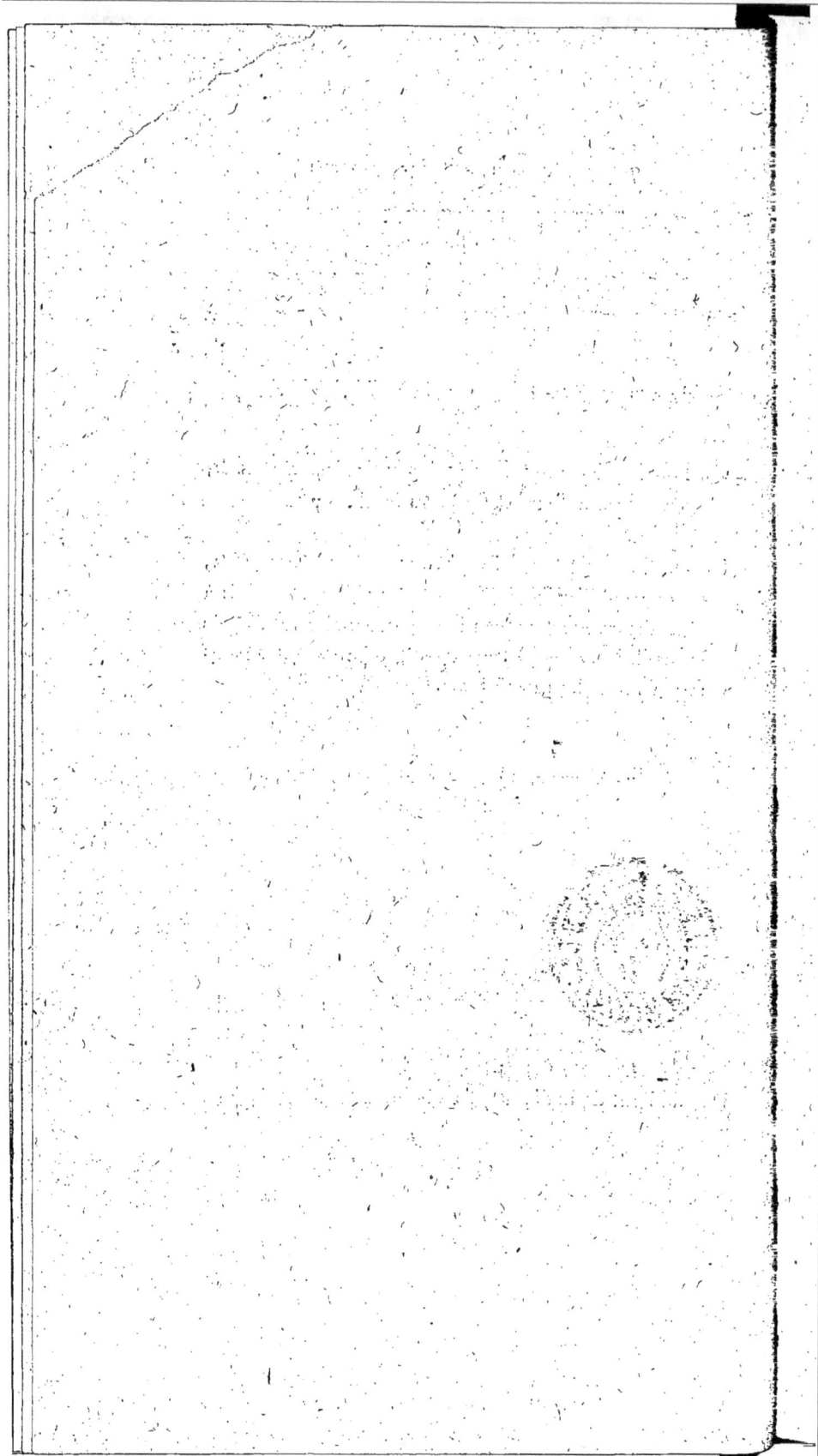

AVANT-PROPOS.

Mesmer, convaincu que sa découverte demandait des génies studieux et désintéressés pour se propager utilement, avait choisi la France, comme la patrie des sciences et des arts, dans la persuasion que les corporations scientifiques, qui se piquent d'exceller sur toutes celles de l'Europe, n'hésiteraient pas à servir l'humanité et les sciences en recevant un dépôt si précieux, pour en faire part à tous les peuples du monde.

Les Annales de la France apprennent comment ce savant et sa doctrine ont été traités.

Grâces aux contrées du Nord, le genre humain ne sera pas privé d'une découverte aussi précieuse, soit pour les sciences physiques, soit pour la santé et la prolongation de la vie des hommes, des animaux et des plantes.

Ces secrets, que tant de philosophes et de savans ont vainement cherchés, sont maintenant enseignés publiquement, à la satisfaction générale, sur les rives du Danube, du Wolga, de la Vistule, de l'Oder et du Rhin, tandis qu'on s'en moque sur les rives de la Seine.

L'école mesmérienne, protégée par le roi de Prusse, est solennellement établie à Berlin; des médecins et des savans y accourent de toutes parts pour se faire instruire; on construit des hôpitaux pour y traiter les malades uniquement par sa méthode. Ces circonstances ont inspiré l'entreprise de cet ouvrage. Que diraient ces nations qui maintenant approfondissent avec tant de sagacité la science du mesmérisme, si l'on ne donnait en France des explications claires et sensibles de sa théorie?

Quelle idée aurait-on de tant de personnages distingués par leurs rangs, leurs qualités et leur génie, qui ont environné son berceau et assisté à son école, si l'on se contentait de vanter ses phénomènes, sans en donner les raisons physiques ?

Mesmer a présenté sa découverte aux savans dans les grands principes scientifiques pour l'instruction des érudits ; il a chargé ses élèves des soins particuliers et minutieux, nécessaires pour la mettre à la portée du vulgaire.

Voilà ce qu'on se propose dans cet ouvrage. On exposera ce qu'il y a de plus intéressant à savoir sur les moyens que cette découverte fournit à tous les hommes qui voudront en faire usage pour leurs amis et pour eux-mêmes.

On aura soin d'expliquer les lois de la nature, dans les procédés nécessaires, afin que ceux qui les emploîront n'agissent pas en aveugles, et puissent en rendre raison à ceux qui voudraient les contredire ou les tourner en ridicule.

Les secrets de la nature demandent à être bien médités, pour les comprendre : ils se font connaître dans leur naïve simplicité à ceux qui les recherchent dans le recueillement, avec un esprit pur. Nulle science n'en découvre davantage, ni de plus beaux que le mesmérisme, qui explique la conduite de l'agent universel, par conséquent la cause de tous les effets physiques qui sont dans la nature.

On présente ces connaissances aux mères de famille, parce qu'elles sont les plus intéressées à cette étude, et surtout parce qu'elles sont les plus propres et les plus habiles à mettre en usage les procédés qui demandent la douceur, le calme, l'harmonie, l'attention à de petits soins de ménage, et une patience infatigable.

Les religieuses hospitalières, les garde-malades, les femmes pieuses qui s'occupent du soin de soulager les infirmes, trouveront ici des leçons dont elles profiteront avec reconnaissance. C'est le trésor le plus précieux qu'on puisse offrir à leur empressement à servir les malades.

Les femmes savantes, dont le génie paraît aujourd'hui s'élever au-dessus de celui des hommes, auront occasion d'exercer leurs talens sur les innombrables phénomènes qui sont perpétuellement produits par le fluide subtil : elles concevront aisément, par la délicatesse de leur intelligence, ces vérités secrètes qui repoussent tant de préjugés, et découvrent des mystères qui cessent de l'être devant elles.

Ces vérités toutes neuves, développées par le travail des femmes savantes, orneront ces beaux chef-d'œuvres qui coulent de leur plume, comme l'eau la plus pure des fontaines.

Le goût que la nature leur inspire pour rechercher et peindre ce qu'il y a de plus délicat, de plus frais, de plus gracieux et de plus subtil, trouvera de quoi se satisfaire en nouveautés.

On ne hasardera pas auprès des savans français de pareilles invitations ; ils n'aiment guère à sortir de chez eux , surtout quand ils ont fermé leur porte. Il y en a bien peu qui, jusqu'à présent, aient voulu donner leur attention à cette découverte. Combien négligent, ou refusent dans le magasin des sciences tout ce qui leur paraît neuf ! ils préfèrent d'habiller leur esprit à la friperie.

La dénomination qu'on a donnée à cette découverte a été exposée à trop de ridicules pour la conserver. On doit à Mesmer le même hommage qu'on a rendu à Descartes, à Newton et à bien d'autres, en donnant leur nom à leurs systèmes, quoique sa découverte n'en soit pas un, mais plutôt une vérité naturelle. On appellera donc *mesmérisme,* ce qu'on appelait *magnétisme animal* (1).

_____

(1) La dénomination de *mesmérisme* a été donnée à cette science depuis long-temps par divers auteurs. La

Cette science a un caractère si auguste
et si imposant, qu'on ne peut en appro-

---

fameuse école de Berlin, qui, sous la direction de
M. Wolfart, va devenir le foyer des lumières qui se ré-
pandront dans le Nord, s'est empressée de rendre cet
hommage à Mesmer.

Le roi de Prusse a nommé M. Wolfart professeur à
l'Académie, spécialement pour le mesmérisme, et a
fondé en même temps un hôpital de cent lits pour les
blessés, qu'on doit y traiter exclusivement avec le mesmérisme. Les augustes étrangers réunis à Vienne pour le
congrès, ont témoigné leur satisfaction sur les phénomènes qu'on leur a montrés sous le nom de *mesmérisme*.

C'est sous ce nom que presque toutes les Cours du
Nord s'empressent maintenant d'attirer chez elles cette
sublime science. Quels reproches tacites faits aux savans
français !

L'empereur de Russie a envoyé à Berlin, auprès de
M. Wolfart, M. Hoffregen, premier médecin de l'Im-
pératrice, pour recevoir des instructions sur le mesmérisme.

L'empereur d'Autriche lui a envoyé M. Malfatti,
médecin de la Cour de Vienne. Le roi de Suède lui a
adressé son médecin. Enfin, des physiciens, des médecins, des savans s'empressent d'accourir à son école
mesmérienne.

Cet ouvrage fera connaître que le nom de *magnétisme*
ne convient nullement à cette science : il lui a été donné

cher sans l'aimer ou la craindre. La nature a sa morale comme la religion ; c'est en observant ses lois qu'on obtient ses faveurs : la théorie du mesmérisme le prouvera ; elle est très-utile aux bonnes mœurs. Le Tout-Puissant, qui a créé le fluide subtil pour former et perpétuer les ouvrages de sa providence, a imprimé en lui le caractère de sa sagesse.

Tout ce qui s'écarte de l'ordre que ce fluide offre dans ses mouvemens à notre admiration, périt infailliblement ; tandis que tout ce qui s'y maintient, prospère.

Il travaille dans le calme avec douceur ; il produit l'harmonie dans les facultés internes et externes de l'homme, comme dans les astres ; ceux qui sont hors de cette harmonie n'éprouvent que des souffrances et la mort. C'est la régularité de

---

par complaisance, pour faire connaître qu'une cause invisible pouvait produire des effets sensibles. Mesmer ne l'a employé qu'à raison des circonstances, et d'une espèce d'analogie avec l'aimant.

ses mouvemens qui rend la vie longue et heureuse; c'est au contraire l'irrégularité qui la rend douloureuse et l'abrège.

Le mesmérisme, par ses procédés, produit la régularité, l'entretient et la rétablit, si on l'a perdue. Voilà ce qui en fait le prix. Il est au pouvoir de tous les hommes d'employer ce nouveau moyen de santé et de bonheur, parce que les courans harmonieux du fluide subtil sont répandus dans la nature avec plus d'abondance que les courans nuisibles, sans quoi le monde périrait.

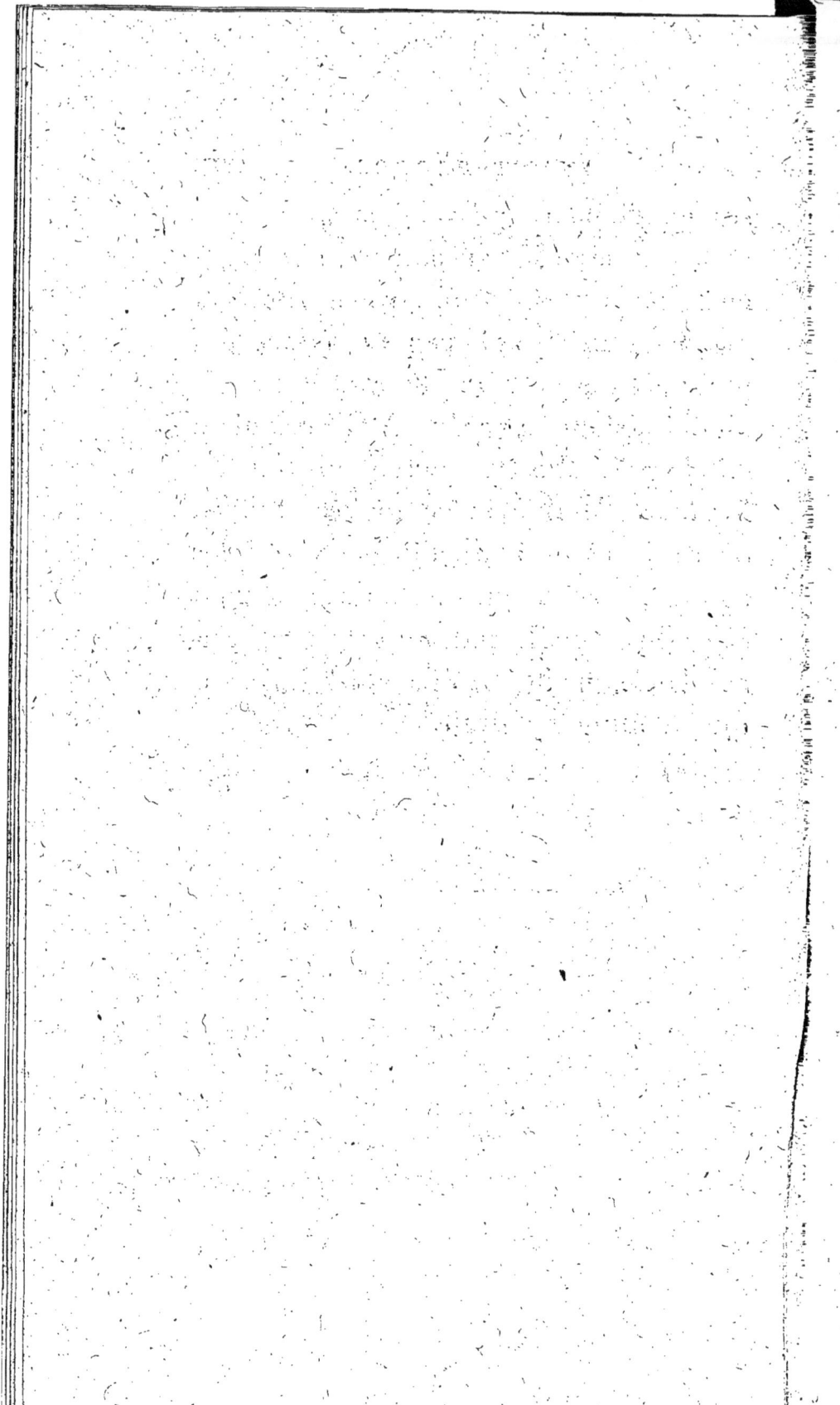

LA THÉORIE
DU MESMÉRISME.

AVERTISSEMENT AUX MÈRES DE FAMILLE SUR LE MESMÉRISME.

C'EST, Mesdames, par des exemples qu'il faut commencer à vous disposer en faveur du mesmérisme, dont le fluide agit également sur tous les ouvrages de la nature. Des expériences faites sur des végétaux, serviront de comparaison en preuve des avantages qu'il peut procurer à la vie, à la végétation, à la santé, à la perfection des hommes. De plus merveilleux phénomènes viendront ensuite vous convaincre que cette découverte n'est pas une chimère, ni ses procédés une jonglerie, comme on a voulu le faire croire.

La vigueur, la hauteur, la beauté des arbres qu'on a entretenus depuis trente ans par les procédés du mesmérisme, prouvent la vigueur, la force et la beauté qu'auraient les hommes engendrés depuis ce temps, si on eût employé à les élever les mêmes moyens.

Les plantes qui ordinairement périssent après avoir donné leurs graines, et qui en ont fourni pendant quatre années consécutives par les procédés du mesmérisme, prouvent encore que la vie des plantes peut être prolongée au-delà du cours connu, et par conséquent que la vie humaine peut acquérir, par les mêmes soins, une prolongation extraordinaire.

Si donc, Mesdames, vous eussiez adopté, il y a trente ans, les procédés du mesmérisme pour l'éducation de vos enfans, vous jouiriez d'un bonheur bien naturel ; votre génération embellirait la terre en la peuplant d'hommes forts, robustes, vigoureux, pleins de courage, de valeur, de génie, de talens, de sagesse et de vertu, parce que l'agent que le mesmérisme emploie, forme également dans les facultés internes, comme dans les facultés externes, toutes les perfections qu'il est possible à l'homme de recevoir.

La différence qu'on observe dans les qualités des plantes, des animaux et des hommes, vient des diverses influences qui ont présidé à leur développement et à leur éducation ; les unes sont favorables, et d'autres sont pernicieuses : les favorables sont celles qui aident à la composition des corps et à la régularité des mouvemens du fluide subtil qui anime ces corps ; les pernicieuses sont celles qui s'y opposent.

Le mesmérisme est la science qui donne les moyens d'employer en leur faveur les mouvemens harmonieux de la nature, en repoussant les mouvemens contraires.

Action du fluide sur la matière.

Il est démontré que le fluide subtil pénètre tous les corps, et anime leurs parties par des courans entrans et sortans. Il est donc dans le corps de tous les hommes et dans chaque partie de leur corps, quelque petite qu'elle soit ; il est aussi dans toutes les matières, mais il ne s'y trouve pas toujours d'une manière analogue, régulière et harmonieuse, ce qui annonce un désordre dans l'organisation.

Ce fluide a en lui-même la fluidité la plus parfaite et le mouvement par essence : il est à la dernière subdivision de la matière, bien supérieur à tous les fluides qui sont innombrables, et dont à peine en connaissons-nous bien de trois sortes, savoir : l'eau, l'acier et la matière éthérée; il les pénètre tous et les combine de toutes manières par son mouvement perpétuel, pour, en faire diverses organisations de matières. C'est ainsi que se produisent et se conservent les substances.

Ce mystère invisible de la nature peut s'expliquer par un autre mystère bien sensible, qui appartient également au fluide subtil : ainsi, par le connu on pourra démontrer l'inconnu.

Le fluide subtil ayant seul dans la nature le mouvement par essence, est le principe de tous les mouvemens.

On distingue principalement deux sortes de mouvemens, le mouvement qui compose les substances, et le mouvement qui les décompose. Par l'une, les parties se rapprochent, et par l'autre elles s'éloignent. Tous les autres mouvemens sont des mélanges, des composés, des combinaisons de ces deux sortes.

Le mouvement qui compose les substances se manifeste dans tout l'Univers par la végétation et la progression des corps existans ; on le trouve partout dans les effets qu'il produit, sans jamais l'apercevoir en lui-même.

Le mouvement qui décompose les substances peut aussi pénétrer partout, parce qu'il dérive du mouvement du fluide subtil, qui se combine pour détruire ce qu'il avait formé : *c'est le feu.* Les phénomènes apparens du feu serviront à nous instruire de ceux qui sont invisibles dans les mouvemens qui composent et animent les différentes substances.

Voilà donc deux mouvemens distincts et opposés dans le fluide qui remplit l'Univers. Ils sont tous les deux aujourd'hui, par un bienfait de la Providence, à la disposition de l'homme.

On savait depuis long-temps tirer le feu de la matière, et l'employer à son gré pour détruire et faire avec lui toutes sortes d'expériences ; mais on ne savait pas encore tirer la vie de la matière, et employer ses mouvemens à retablir la santé et à perfectionner les organes internes et externes des êtres vivans. C'est au mesmérisme qu'on est redevable de cette faveur insigne, et c'est cet admirable secret qu'on se plaît à offrir aux mères de famille, parce qu'elles sont les plus

propres à procurer aux malades ce feu conservateur.

Pour distinguer ces deux mouvemens du
fluide subtil, si opposés l'un à l'autre, nous
appellerons celui qui compose et anime les
substances, le *feu vital,* et celui qui les décompose et les brûle, le *feu destructeur.* L'un
forme l'arbre des forêts, et l'autre le réduit
en cendres; l'un produit une douce chaleur
qui vivifie, et l'autre une chaleur âcre qui
déchire; l'un tient essentiellement à l'harmonie, et l'autre à la désharmonie. Il est difficile de produire et de conserver le premier,
parce qu'il tient à l'unité de l'harmonie; il
est très-facile de produire et d'entretenir le
dernier, parce qu'il tient à la désharmonie,
qui a une infinité de branches.

Ce sont divers degrés d'irrégularité et de
désordre dans les mouvemens du fluide subtil
qui produisent le *feu destructeur;* c'est la
régularité et l'harmonie des courans entrans
et sortans du fluide subtil qui produisent le
feu vital.

C'est en contrariant le feu vital que s'allume le feu destructeur : l'un et l'autre peuvent être accumulés, concentrés, transportés,
communiqués à tous les corps, et réfléchis

par

par les glaces. Le feu vital attire les influences profitables aux organisations qu'il compose; le feu destructeur les repousse. On voit, en se chauffant auprès de lui, comment son mouvement décompose et développe les influences qui avaient servi à organiser les corps qu'il dévore. La fumée et les flammes qu'il renvoie vers les cieux, d'où elles étaient venues, manifestent les tons de mouvement que leur avaient donnés les astres, les matières supérieures, les temps et les saisons, pour former leurs tissus ainsi que leurs parfums, qui se répandent comme le son dans les airs.

Ainsi le travail du feu destructeur est visible; celui du feu vital peut s'expliquer.

C'est un mouvement régulier du fluide subtil formé par des courans entrans et sortans; ils composent des tissus qui se trament par des filières qui viennent de tous côtés, se croisent, se combinent, laissent sur leurs passages des dépôts, comme les navettes des ouvriers de différens genres. Les courans sortans, avec un mouvement combiné dans l'intérieur, se mêlent avec les courans entrans, combinés aussi dans les espaces environnans; ainsi les influences intérieures et extérieures se croisent, s'entre-mêlent, établissent des

agrégats, des formes, des qualités qui font
un corps animé par la continuation du travail : voilà le secret de la végétation par un
mouvement que nous appelons le *feu vital*.

Si le microscope était assez parfait pour
faire apercevoir la composition d'une rose,
on verrait ce travail naturel comme l'on
voit celui des artistes dans les manufactures
de Lyon.

Ce travail continuel de la nature établit la
vie et la santé du corps humain, opère sa
croissance, ses métamorphoses, depuis sa
naissance jusqu'à sa décrépitude, sa respiration, la circulation de son sang, le mouvement du fluide nerveux et de toutes les li-
queurs qui entretiennent ses organes. La
maladie est l'affaiblissement ou le désordre
de ce travail, et la mort sa cessation.

On voit combien il est essentiel de soutenir
ce travail par des influences harmonieuses, et
de le garantir de celles qui ne le sont pas :
comme on soutient le feu destructeur en lui
fournissant pour aliment des matières combustibles, et le préservant de ce qui pourrait
l'éteindre.

Le produit de ce travail invisible se manifeste d'une manière sensible dans les cristalli-

sations, dans les minéraux, dans les plantes, et dans certains cas où la nature paraît oisive. Par exemple, on observe dans les temps de gelée, sur les vitres des appartemens, toutes sortes de figures, des fleurs, des arbres, des dessins tracés dans une seule nuit par les divers courans du fluide subtil.

On voit ce travail bien plus sensiblement encore dans les souterrains, dans les grottes, dans les lieux les plus abandonnés.

Dans combien de caves ne voit-on pas des ceps de vigne, des feuillés et des grappes de raisin, imprimés sur les portes, sur les tonneaux et sur des chantiers, par des jeux de la nature? Preuves évidentes des courans sortans du vin, qui viennent porter leurs influences sur des courans disposés à les recevoir, pour former ensemble la palingénésie de la vigne.

En considérant les mousses, les champignons, les insectes de tous genres qui naissent et se forment sur la terre et dans les mers, peut-on méconnaître le mouvement perpétuel du feu vital, qui compose et anime dans tous les lieux, d'une manière invisible, des substances de toute espèce? Les œuvres de ce travail ne sont-elles pas aussi évidentes que les traces du feu destructeur sur les ruines qu'il a causées?

On peut disposer du feu vital aussi aisément qu'on dispose du feu destructeur : une étincelle du feu destructeur peut embraser des forêts immenses ; un mouvement régulier du feu vital, répandu habilement par le mesmérisme, peut, sur une vaste plaine, ranimer le courage et la valeur d'une armée rangée en bataille ; et ce n'est pas autrement que marche la victoire.

Une bougie allumée sur une montagne par le feu destructeur peut porter sa lumière à des distances incalculables ; un arbre allumé du feu vital par le mesmérisme peut porter aussi loin ses influences salutaires, et de plus les communiquer à d'autres arbres susceptibles de les recevoir, jusqu'à ce qu'il trouve des influences contraires. Comme le feu destructeur s'entretient, se ranime, se communique tant qu'il rencontre des matières combustibles, le feu vital se soutient, s'augmente et se perpétue tant qu'il rencontre sans obstacles des matières disposées à recevoir les mouvemens de la vie ; il surmonte les faibles obstacles comme le feu destructeur, et s'éteint auprès de ceux qui lui résistent fortement.

Le feu vital, qui consiste dans un mouvement régulier de courans entrans et sortans,
se forme dans les corps les plus durs, tels
que les métaux, les pétrifications, les vitrifications, les diamans; plus les corps sont
denses, et plus son activité devient vive: il se
produit en sortant de l'intérieur de la matière,
comme les sons de la musique en sortant des
instrumens.

Ces corps durs, qui paraissent inanimés,
peuvent être considérés dans une espèce de
sommeil. Les procédés du mesmérisme les
réveillent suffisamment pour faire sortir de
leur intérieur des courans de très-vives influences; comme le soleil, en réveillant le
bouton d'une rose, l'épanouit et lui fait
exhaler ses parfums.

Les procédés du mesmérisme produisent
un effet à peu près semblable sur les corps
les plus durs; ils tirent d'eux des tons de
mouvement formés dans leur organisation
intérieure, comme on tire des sons particuliers de chaque tuyau d'orgues par l'exercice
des soufflets: ils amènent ainsi au dehors le
feu vital qui les conserve, et qui devient dès-
lors très-favorable à la santé.

Cet effet n'est pas visible ni sensible pour

ceux qui se portent bien, parce que les tons
des mouvemens de la vie de part et d'autre
sont à l'unisson; mais il fait sur les malades
des impressions de divers genres qu'ils savent
apprécier, et dont ils rendent compte. C'est
pourquoi, dans les premiers jours du mesmérisme, on a employé des métaux, des
pierres, des cristallisations, des vitrifications
pour le traitement des malades. Cet usage
serait très-salutaire dans les hôpitaux.

Ces matières dures et qui paraissent en-
dormies, employées par le mesmérisme, ont
occasionné aux malades des sueurs, des
tremblemens, des fièvres salutaires, des crises, des évacuations abondantes, souvent un
doux sommeil, enfin une guérison parfaite.

L'action intérieure de ces corps endormis,
que le mesmérisme réveille en faisant sortir
leurs mouvemens intérieurs, ne surprendra
pas les jardiniers qui laissent dormir leurs
graines des années entières dans des sacs de
papier, et qui les font réveiller ensuite dans
la terre par les influences célestes, qui attirent
en elles le feu vital pour leur fécondité.

Avec les dispositions requises, chacun
peut, comme les graines des plantes, attirer
en soi ce feu vital en s'exposant aux harmo-

nies célestes. Il suffit de se mettre en rapport
avec elles. La pensée, la volonté, les regards,
la respiration, l'abandon à elles dans le
calme, avec une intention pure, les appellent
et les font filer en nous comme des sources
de vie, de santé et de bonheur. C'est ainsi
qu'on se mesmérise soi-même.

On conçoit aisément que l'homme, organisé avec des parties qui doivent se mouvoir
habituellement pour sa conservation, ne vit
dans l'harmonie que lorsqu'elles se meuvent
toutes dans le ton de mouvement qui leur a
donné la vie : le repos d'une seule est une
maladie qui ne peut se guérir qu'en lui restituant le mouvement naturel qu'elle a perdu ;
ce mouvement ne peut lui être rendu que de
la même manière qu'il lui a été donné dans
le principe; c'est du mouvement universel
qu'il est venu; c'est donc à lui qu'il faut recourir pour le lui rendre : et voilà ce qu'o-
père le mesmérisme en communiquant des
courans harmonieux de ce fluide subtil, qui est
la source de tous les mouvemens de la nature.

Qu'entend-on par le mesmérisme ?

Il faut distinguer deux sortes de mesmé-

rismes, le mesmérisme naturel et le mesmérisme artificiel.

On appellera *mesmérisme naturel*, faute
d'autre nom, l'attention et les soins qu'on
doit prendre pour s'exposer aux douces influences des grands corps de la nature, où le
fluide subtil conserve la régularité des courans entrans et sortans, en communique immédiatement l'harmonie aux substances qui
se trouvent en rapport avec eux : ainsi, l'action des cieux, qui vivifie la terre, est le mesmérisme naturel qui anime les plantes sur
les montagnes, dans les forêts, partout où
l'ordre de la nature n'est point contrarié.

On appellera *mesmérisme artificiel*, l'art de
suppléer à l'action immédiate des cieux pour
introduire ou maintenir dans les parties internes et externes des corps organisés, la régularité des courans entrans et sortans du
fluide subtil qui établit les mouvemens de la
vie. C'est ainsi que la culture des jardins, en
suppléant aux influences célestes, devient le
mesmérisme des plantes.

Dans ces deux cas on voit comment chacun peut conserver le feu vital, l'entretenir
aisément et long-temps.

Dans les circonstances malheureuses où les

facultés internes ou externes ont perdu la régularité des mouvemens du fluide subtil qui les pénètre, il faut des secours particuliers pour la rétablir : c'est l'administration de ces secours qu'on doit nommer *mesmérisme arti-tificiel* pour la guérison des malades.

Ces secours consistent à éloigner les mauvaises influences, et à donner lieu aux harmonies de la nature d'entrer régulièrement dans leur organisation. C'est le soin que l'on prend dans les jardins pour les plantes malades : on arrache autour d'elles les mauvaises herbes ; on gratte la terre aux environs pour attirer sur leurs racines l'influence des cieux.

Les procédés que le mesmérisme emploie pour la guérison des malades, quelque ridicules qu'ils paraissent, ont une efficacité étonnante. Si l'œil pouvait distinguer comment les courans du fluide subtil se modifient, se rangent et agissent dans le malade pour rétablir sa santé, on verrait en lui ce feu régulateur travailler avec autant de vivacité et de force, que le feu destructeur en emploie pour détruire les matières combustibles dans lesquelles on l'introduit.

L'un et l'autre se ressemblent dans la rapidité de leurs mouvemens : si le travail de celui qui est invisible paraît plus long, c'est qu'il faut plus de temps pour bâtir que pour démolir.

Pour que le fluide subtil exerce son mouvement régulier dans les facultés internes du malade, il faut qu'il y soit en liberté, sans contrariétés et sans obstacle; ce qui ne peut avoir lieu que lorsque le calme, la douceur et l'espérance y règnent. Si les distractions, les passions, le chagrin, l'inquiétude s'y trouvent, les courans perdent leur harmonie en y entrant, comme une bougie allumée perd sa lumière lorsqu'on l'expose au vent.

Que signifient, demande-t-on, ces signes, ces gestes, ces mouvemens, ces instrumens pour mesmériser? On pourrait faire la même question sur les moyens dont on se sert pour allumer le feu destructeur. Que signifient la pierre à fusil, le briquet, les instrumens et les mouvemens qu'on emploie pour se le procurer?

On a dit que le fluide subtil se trouve partout : il est plus régulier en descendant des cieux qu'en y remontant; c'est pourquoi il ne faut jamais faire des gestes de bas en haut, ni en travers, pour en tirer le feu compositeur, mais toujours attirer sur les malades les courans qui descendent sur la terre.

On remarquera aussi que le feu compositeur se porte toujours, comme le feu destructeur, sur les pointes régulièrement et plus vivement que vers les parties plates : c'est pourquoi on se sert de baguettes et de différens instrumens pointus pour l'attirer et le transmettre ; c'est pourquoi encore, quand on mesmérise un arbre, on a l'attention de diriger ses doigts sur les pointes des branches pour attirer d'elles, sur tout le corps de l'arbre, ce feu compositeur qui l'embrase réellement d'un mouvement vital qui paraît alors aux yeux des malades en feu et en fumée, comme s'il était enflammé par le feu destructeur. C'est toujours aux expériences que le mesmérisme en appellera des déclamations de ses détracteurs.

Mais comme il a été dit dans le principe, lorsque le système mesmérien fut exposé au public, *art*. 18, qu'il y a des hommes tellement constitués, que leur seule présence empêche et détruit même les expériences, ceux-là ne serviront jamais de témoins et ne pourront rien croire.

Apprenons maintenant à user du mesmérisme.

SE mesmériser soi-même, c'est chercher dans la nature une situation agréable où l'on puisse recevoir dans toutes les parties de son corps les mouvemens réguliers du fluide subtil qui remplit l'Univers.

On trouve aisément cette situation dans les plaisirs de la promenade, le long des grands fleuves et sur les rivages de la mer, dans les forêts les plus vigoureuses et sur le haut des montagnes. C'est là qu'en se mettant en rapport avec le soleil, la lune, les étoiles, les planètes, la voie lactée, dont les mouvemens sont dans une parfaite harmonie, on reçoit des influences salutaires.

L'homme a de plus que la plante la faculté de recevoir ces influences dans les remuemens de son corps, dans les plaisirs de la chasse, de la pêche, de la danse, des jeux de paume, de billard, de la boule, dans l'équitation, la gestation et les frictions.

On en reçoit par la musique, par des conversations agréables et utiles, par des lectures amusantes, surtout quand elles sont faites par des personnes saines, d'un bon ca-

ractère, et d'une voix douce et harmonieuse :
tout cela modifie le fluide subtil qu'on respire,
qui pénètre dans tous les sens, et fait souvent
tressaillir le genre nerveux.

On peut être mesmérisé de loin comme de
près, par ceux avec qui on est parfaitement
en rapport, parce que, dans le plein du fluide
subtil, les vrais amis se touchent et se sou-
tiennent réciproquement en harmonie.

Un ami intime peut envoyer des étincelles
de ce feu conservateur de la vie à son ami
malade, à quelque distance qu'il se trouve,
aussi facilement que s'il était auprès de son
lit, parce que, loin de résister, le fluide subtil
lui porte ce feu plus vivement que ne ferait
une traînée de poudre, pour allumer au loin
le feu destructeur dans un artifice : on sup-
pose toujours des rapports parfaits.

Ces rapports, renouvelés et affermis par
une lettre, par un portrait, par un diamant,
par quelque présent, réveillent dans un malade des souvenirs agréables qui donnent
aux courans intérieurs du fluide subtil une
douce liberté; le feu réparateur s'y allume
aisément pour rétablir la santé. Combien de
malades ont été soulagés et guéris par de
telles influences!

Le feu vital, applicable à tous les corps en général, fait connaître qu'on peut imaginer des mécanismes innombrables pour le communiquer facilement dans toutes sortes de maladies : c'est au goût des malades de le choisir, et à l'industrie de l'amitié de le proposer.

Il s'agit maintenant d'apprendre aux vrais amis à bien mesmériser leurs amis; il n'y a qu'eux qui soient en bons rapports : ce qui est le plus essentiel pour bien mesmériser.

Les principales conditions sont les dispositions intérieures, le calme, la paix de l'aine, des pensées pures, des intentions droites, une volonté parfaite, et une confiance telle qu'on se croie infaillible dans ses opérations. Voilà ce qui est nécessaire à celui qui mesmérise.

Les dispositions intérieures, pour être bien mesmérisé, sont la croyance au pouvoir du mesmérisme, la résignation à en soutenir les crises, et l'attention aux effets qui en résultent.

Il y a donc de part et d'autre des conditions sérieuses à observer.

On n'allumera pas une bougie éteinte avec un charbon qui ne sera pas allumé par le feu. Il faut donc que celui qui communique personnellement le feu vital en ait la propriété intérieurement, et que de plus il soit en état de l'allumer dans le malade avec les précautions nécessaires, pour qu'aucun accident ne puisse l'éteindre avant qu'il soit assez ardent pour résister.

On ne doit pas croire donner aux malades le mouvement de son corps comme on donne une drogue. Quand on exige des Mesmériens des qualités intérieures, c'est pour les prévenir de se garantir des influences nuisibles, comme celles de l'intérêt, de la mélancolie, de la tristesse, de l'envie, de l'orgueil, de l'ostentation, de la présomption et de toutes les passions, parce que de tels mouvemens troubleraient les courans réguliers du fluide subtil environnant, qui servent à entretenir le feu vital dans les malades, comme l'air calme et pur conserve la lumière d'une bougie.

Pour que le corps du Mesmérien serve à régulariser les courans qui attirent le feu vital dans le malade, il faut qu'il soit comme les corps célestes qu'il doit imiter, dans une harmonie parfaite; il en tient lieu, il supplée à l'absence de leurs rapports, il se destine à remplir leurs fonctions : il doit donc être, autant que possible, dans les mêmes

dispositions d'harmonie où les astres se trouvent toujours pour le mesmérisme naturel.

Les soins, pour faire le feu destructeur,
indiquent combien plus scrupuleux doivent
être ceux qu'exige le feu compositeur,
puisqu'il dispose des parties les plus déliées
de la matière pour en former l'aliment de la
vie.

Le malade qui se fait mesmériser doit être
croyant, soumis, docile, doux et patient,
pour que le feu vital s'allume en lui, pour
régler dans son intérieur les diverses parties
des influences dans un mouvement aussi délicat que celui qui, dans la nature, forme au
printemps les fleurs sur les arbres; ce qui ne
peut avoir lieu s'il est incrédule, opiniâtre et
brusque : l'éponge se remplira facilement de
l'eau qu'on versera sur elle, tandis que le
caillou la repoussera.

On n'allumera pas aisément une bougie
entre les mains d'un homme qui sera trem-
blant et agité.

Quels sont les organes pour mesmériser ?

L'HOMME, pendant sa vie, est animé dans
ses facultés internes et externes par des courans

rans entrans et sortans du fluide subtil. Il
est, par ce moyen, un centre de mouvement
du feu vital, dont les flammes s'étendent où
il veut les porter.

Par sa pensée il se met en rapport avec le
sujet qu'il veut mesmériser, et par sa volonté
il porte sur lui des flammes vivifiantes. C'est
une bougie qui va en allumer une autre sans
rien perdre de sa lumière.

Les facultés de la pensée et de la volonté
sont donc les premières et les plus essentielles pour mesmériser. Bien penser et bien vouloir, comme dans toute action raisonnable et
sage, c'est le principal pour bien faire. Entre
amis parfaitement en rapport, bien penser et
bien vouloir réciproquement, voilà ce qui
assure et soutient dans l'un et dans l'autre le
feu conservateur de la vie.

Comment mesmériser des malades avec qui
on n'a pas eu des rapports, et qu'on connaît à peine?

C'est au Mesmérien qui porte dans ses facultés internes un foyer du feu vital, de le
présenter au malade, et c'est au malade d'en
desirer recevoir les influences avec confiance
et plaisir. Il faut donc que le Mesmérien vertueux et bienfaisant offre au malade les mou-

vemens de sa pensée et de sa volonté, pour lui communiquer les flammes de la vie qui doivent le guérir.

On demandera peut-être quel est l'organe extérieur le plus propre à porter dans le malade les flammes de la vie?

Quoique les facultés internes puissent les communiquer par toutes les parties de l'organisation, la raison et l'expérience démontrent qu'elles doivent se répandre plus vivement par la porte que la nature a ouverte pour faire connaître l'esprit et le cœur des hommes. Les yeux sont le miroir de l'ame, les interprètes de ce qui se passe intérieurement; ils expriment et font sentir vivement la chaleur de la vie dont on est animé : c'est donc spécialement à eux à porter aux malades les flammes du feu réparateur.

Les sensations que les malades reçoivent par les regards qu'on porte sur eux, leur font de vives et profondes impressions; les regards de la bonté, de la bienveillance, de l'amitié, de la générosité et du zèle pénètrent jusqu'au fond de leur cœur, y rallument l'espérance et le feu de la santé.

Avec de tels regards on peut mesmériser, par le moyen des glaces, toutes les personnes

qui ne voudraient pas soutenir le regard en
face. En fixant leur image dans la glace, on
leur fera autant de bien qu'en fixant directement leur personne, parce que les glaces ré-
fléchissent sur elles aussi fidèlement les influences du fluide subtil, qu'elles reçoivent
leur image. Vous pouvez donc, Mesdames,
vous mesmériser vous-mêmes, chaque jour,
au miroir de votre toilette, pourvu que, dans
ces instans, vous soyiez parfaitement en rapport avec vous-mêmes.

On est en rapport avec soi-même quand on
réfléchit, dans le recueillement, sur ses bonnes
qualités pour les perfectionner, et sur ses
mauvaises pour les détruire ; quand les pensées et les desirs sont uniquement appliqués
à conserver dans son organisation intérieure
les harmonies de la nature, et qu'on n'est
emporté hors de soi par aucune passion ni
par aucun penchant désordonné.

Rien de plus facile que de se mesmériser
soi-même, ainsi que tous ceux avec qui on
sera parfaitement en rapport.

Il ne faut pas que les hommes s'imaginent
avoir le privilége de mesmériser à l'exclusion
des femmes, ni qu'ils se flattent que ce pouvoir dépend de la vigueur de leur tempé-

3.

rament et de la force de leurs nerfs. C'est comme s'ils disaient qu'ils ont seuls le privilége de faire de la bonne musique, et de chanter de manière à produire des sensations ravissantes sur ceux qui les écoutent.

Ce ne sont ni les gros vents, ni le bruit du tonnerre qui font épanouir les fleurs : c'est le silence d'une belle nuit qui prépare le bouton de la rose ; c'est le paisible et doux lever du soleil qui l'ouvre au milieu des rosées de l'aurore, et qui déploie ensuite ses feuilles pour leur faire exhaler leurs parfums. C'est ainsi que les influences les plus harmonieuses nourrissent le feu réparateur de la santé.

Que l'homme le plus vigoureux se vante de tirer habilement de la nature le feu destructeur ; mais qu'il ne s'imagine pas être aussi habile à en tirer le feu compositeur pour le communiquer aux malades : les femmes ont, à cet égard, la supériorité par l'harmonie de leur constitution, par l'excellence de leur caractère ; les malades les choisiront plutôt que les hommes ; et si la nature faisait les maladies, elle les destinerait à les guérir, comme elle les destine à faire des enfans et à les soigner dans les faiblesses du premier âge.

On peut abuser du feu destructeur ; mais il est impossible d'abuser du feu compositeur, parce que, uniforme et régulier dans toutes ses opérations, il ne peut donner que la vie, dont il est le dispensateur.

Quand l'organisation en est pleine, il est impossible d'y faire entrer du superflu. Ce superflu, s'il existait, ne servirait qu'à maintenir le nécessaire.

La vertu du mesmérisme ne gît ni dans la force ni dans la violence, mais dans les plus doux mouvemens de la nature, dans l'harmonie la plus parfaite.

Il faut plaire pour bien mesmériser les malades, et personne n'a plus de droit à cet avantage que des femmes vertueuses et sensibles, douées de belles et bonnes qualités de la nature.

Femmes affectueuses et vigilantes qui, habituellement occupées de l'administration domestique, faites votre bonheur de le répandre sur tous ceux qui vous entourent, c'est vous spécialement qui entretenez le feu sacré de la vie dans votre maison. Vous en êtes le soleil qui en répand la lumière et la chaleur sur ceux qui l'habitent.

C'est la nature qui vous inspire tant de

procédés ingénieux pour rendre la vie gracieuse à ceux qui vous entourent ; elle vous
donne le talent de charmer les ennuis de
l'homme auquel l'hymen vous a attachées,
de le consoler dans ses chagrins, de le rassurer dans ses inquiétudes ; vous avez le don
de lui procurer, par vos soins, des jouissances toujours pures et nouvelles.

Vos enfans, dans leur éducation, reçoivent
de vos soins les forces de la vie, la vigueur de
la santé ; vous ornez leur esprit, vous échauf-
fez leur cœur du feu de la sagesse, vous les
introduisez dans le droit chemin qu'ils doivent parcourir au milieu de toutes sortes
d'événemens.

Mais, hélas ! Mesdames, dans ces accidens
inévitables, lorsque les maladies affligent
ceux dont vous prenez soin, que votre situation est triste ! Vous cherchez inutilement
en vous des moyens de remédier à leurs
maux ; vous voyez avec douleur leur esprit chanceler, leur corps s'affaiblir, leurs
nerfs en convulsion ; vous accusez la nature
de n'avoir pas donné aux hommes, comme
aux animaux, la faculté de se guérir ; vous
enviez l'instinct des bêtes sauvages qui trouvent aisément sur les montagnes et dans les
forêts les moyens de se guérir.

Dans ces circonstances périlleuses, la raison, qui vous trompe, vous fait risquer de grands périls dans un art inventé par l'intérêt plutôt qu'inspiré par la nature.

Ah ! Mesdames, si les hommes étaient restés tels qu'ils ont été organisés dans le principe, le mesmérisme naturel aurait servi à leurs besoins; il ne serait pas nécessaire de leur indiquer des moyens pour y suppléer: mais puisqu'ils sont aujourd'hui en société et dans leurs maisons, comme les plantes qu'on cultive dans des serres, c'est aux jardiniers industrieux à leur apprendre comment on peut les conserver sans maladies, et prolonger leur durée.

Le jardinier ne peut pas faire tomber la pluie sur les plantes qui sont dans les serres, mais il leur en apporte les eaux dans des réservoirs.

Le Mesmérien ne peut pas toujours placer le malade immédiatement sous les influences célestes ; mais il peut en ramasser dans les courans du fluide subtil environnant, et les répandre sur le malade qu'il traite.

Cette puissance, Mesdames, est dans vos pensées, dans votre volonté, dans vos regards, dans votre bienfaisance. On va cher-

cher bien loin des remèdes qu'on porte dans
son cœur. Ne vous défiez pas de vos forces,
et vos soins opéreront des prodiges sur les
malades que vous assisterez. Vous les soulage-
rez, vous les endormirez, vous en ferez des
oracles pendant leur sommeil, et vous les
guérirez radicalement.

Voici, Mesdames, des renseignemens dont
vous pouvez profiter en faveur des malades
soumis à vos soins.

Traitement des malades.

Premièrement, quand on traite un malade pour une maladie grave ou compliquée,
il faut le prévenir que le mesmérisme, en in-
troduisant le feu réparateur dans les organisations mal-saines, doit y occasionner des
crises douloureuses et violentes, qui, loin de
l'effrayer, doivent flatter ses espérances,
parce qu'elles sont toujours salutaires sous les
influences du mesmérisme. C'est la nature qui
les donne pour chasser la maladie; on la con-
serverait en les calmant.

Ces crises amènent quelquefois des accidens
qui semblent produire de nouvelles maladies. Par exemple, il arrive souvent que le

mesmérisme, en faisant fondre les humeurs du cerveau, pour en obtenir l'évacuation, occasionne des épanchemens par les yeux, qui rendent les malades aveugles; par les oreilles, qui les rendent sourds; par le mécanisme de la voix, qui les rendent muets; ce qui, arrivé successivement à la même personne, faisait dire aux malveillans, que le mesmérisme était bien dangereux. Mais ces humeurs étant enfin évacuées, les parties sur lesquelles leur acrimonie avait fait impression se sont rétablies, et le malade a recouvré une parfaite santé.

Dans les maladies de nerfs, dans l'épilepsie, dans la folie, dans les rhumatismes, plus les crises se multiplient et se rapprochent, et plus la guérison avance.

Dans toute espèce de maladie il y a trois choses à observer : la *perturbation*, la *coction* et l'*évacuation*.

La *perturbation* est le trouble que cause la maladie, en ralentissant le travail de la vie dans quelques parties du corps. On a expliqué comment il se fait par les mouvemens réguliers du fluide subtil. Les défauts de ce travail s'appellent *symptômes symptomatiques*.

La *coction* est la crise qui fait fondre les

humeurs par une accélération de mouvement qui attise le feu vital, et remet en leur place naturelle les parties qui s'en étaient écartées. On l'appelle *crise critique*. Le mesmérisme la produit, soit en donnant la fièvre, soit en excitant des douleurs, des convulsions, la toux, le rhume ou la goutte.

Il est à propos de favoriser ces crises naturelles, tant que les malades ont la force de les supporter; leur prolongation ne doit pas engager à s'y opposer. La nature marche lentement, mais avec sûreté : c'est quelquefois par plusieurs années de souffrances qu'elle assure une parfaite santé et la prolongation de la vie.

Après ces crises arrivent celles des évacuations, auxquelles il ne faut jamais rien opposer : elles se font de toutes manières et par toutes les parties du corps, tant intérieures qu'extérieures; elles annoncent la fin de la maladie.

Secondement, quand on traite un malade qui peut soutenir la température de l'air, on fera bien de le mettre en rapport de temps en temps, pendant trois quarts d'heure, le jour ou la nuit, avec les grands corps du firmament, avec le soleil ou la lune pendant le jour, avec les planètes et les étoiles pendant la nuit.

L'expérience a prouvé que les influences de certains astres convenaient pour guérir certaines maladies. Le goût des malades pour se mettre en rapport avec l'un plutôt qu'avec l'autre, le désigne ; comme le choix que les animaux font de certaines plantes pour se guérir, manifeste dans ces plantes des propriétés pour leur guérison. La nature est simple et uniforme dans toutes ses opérations.

On a vu des malades chercher et trouver leur guérison dans leurs rapports avec la voie lactée, et d'autres avec l'étoile du nord. Il est beau de chercher sa guérison dans les astres du firmament. De pareilles expériences sont des leçons qui élèvent l'homme, et conservent sa dignité jusque dans ses médicamens.

Troisièmement, quand les malades ne peuvent pas sortir de leurs appartemens, on a la ressource d'établir chez eux, dans des boîtes, dans des coffres, dans des armoires ou sous des parquets, des assemblages de corps durs, comme des métaux, des marbres, des cristallisations, des pierres qui ont été roulées dans la mer ou dans les fleuves, auxquelles on joint des bouteilles d'eau, le tout mesmérisé pièce à pièce, tant au soleil que par les procédés connus.

On renouvellera de temps en temps ces sortes de réservoirs pour les épurer et les mesmériser de nouveau. En renouvelant les bouteilles d'eau auprès desquelles les malades se seront mis en rapport, on trouvera l'eau chargée du dépôt de la maladie. Si, par exemple, c'est une maladie de lait, l'eau sera laiteuse; une maladie de sang, l'eau sera rouge; une maladie de bile, l'eau sera jaune; une maladie de glaire, l'eau sera remplie de filamens de glaire : ce qui prouve évidemment la puissance du fluide subtil pour soutirer les mauvaises humeurs en restituant la santé.

Quatrièmement, quand les malades sont forcés de garder le lit, on pourra les mesmériser par les grands courans de la nature, qu'on dirigera sur eux comme sur les arbres qui sont sédentaires. On mettra sous leur lit une jatte d'eau mesmérisée, au moins pendant trois quarts d'heure, au soleil montant, ou par les procédés connus; on la renouvellera de temps en temps : ce moyen empêchera les malades de s'écorcher dans le lit, et soutirera les vapeurs de la maladie, comme les bouteilles d'eau dont on a parlé.

Cinquièmement, on peut mesmériser de grands bocaux de verre ou de cristal, pour y introduire les bras et les jambes des malades : ces bocaux recevront évidemment des humeurs mal-saines qui filtreront du corps des malades, et produiront en peu de temps la guérison. On a vu des hydropiques ainsi guéris en vingt-quatre heures.

Sixièmement, les malades en convalescence éprouveront de grands biens étant assis le dos appuyé contre un arbre mesmérisé, en face du soleil ou de la lune.

Septièmement, dans toutes les circonstances, les malades pourront se mesmériser eux-mêmes, en appliquant sur les parties malades, des pierres choisies, dont il leur sera facile de connaître les propriétés par les divers tons de mouvement qu'ils sentiront venir de l'organisation intérieure de ces pierres, par les courans qui en sortiront : ce que nous appelons une espèce de réveil de la pierre, produit par le mesmérisme, qui, en la chargeant par des courans entrans du fluide subtil, occasionne la sortie des courans intérieurs, parce qu'il n'y a point de courans entrans sans courans sortans, et que, dans tous les corps susceptibles d'être mesmérisés, en faisant sortir leurs courans intérieurs, on produit un réveil plus ou moins sensible, selon leur organisation. C'est par la prédominance des courans sortans sur les courans entrans, que l'homme se réveille à sa manière. C'est par la même cause que les graines semées et exposées aux courans des grands corps célestes qui les foulent, se réveillent en courans sortans pour germer et produire les plantes. Tous les corps mesmérisés se réveillent de même pour donner de leur intérieur divers tons de mouvement, bons ou mauvais selon leur nature. Ces tons de mouvement produisent à l'extérieur le feu vital ou le feu destructeur, selon la manière dont on s'y prend, et selon l'organisation d'où ils sortent.

On concevra facilement comment le feu de la vie se trouve dans les pierres, si l'on fait attention comment le feu destructeur s'y rencontre. La même pierre qui donne l'un, communique l'autre, parce que ces deux feux si différens émanent du fluide subtil concentré et combiné dans la pierre.

L'étroitesse des interstices dans les parties de la pierre occasionne la vivacité avec laquelle l'un et l'autre feu en sortent, comme l'étroitesse des arches d'un pont augmente l'activité des courans d'un fleuve.

C'est par un mouvement brusque et déshar-

monieux, qui trouble l'ordre des courans intérieurs et réguliers, qu'on tire des étincelles
du feu destructeur; c'est au contraire par
des mouvemens doux et harmonieux que le
mesmérisme attire des filets du fluide subtil
combinés en feu producteur. C'est alors une
espèce de réveil qui se fait dans l'intérieur de
la pierre, par des mouvemens qui portent au
dehors des influences vitales. Ce sont des
flammes invisibles qui paraîtraient, s'il était
possible de les voir, comme les feuilles des
fleurs épanouies; elles répandent les doux
mouvemens de la vie plus délicatement encore que la rose ne répand ses parfums. Les
malades en éprouvent d'agréables sensations,
que les gens en bonne santé ne peuvent croire
possibles.

On peut comparer l'extraction des différentes combinaisons de mouvement de la
même pierre en feu compositeur ou en feu
destructeur, à un même instrument qui, bien
joué, produit l'harmonie, et mal joué, la
désharmonie; ou bien, à un instrument bien
organisé, si différent de celui qui l'est mal,
dans les sons qu'il rend : ce qui prouve que l'un
et l'autre feu ne sont pas de la matière, mais
des mouvemens dans la matière. Leur diffé-

rence consiste non-seulement dans la manière de les extraire, mais encore dans les modifications intérieures de la matière. Chaque mécanisme interne produit un ton de mouvement particulier, comme chaque tuyau d'orgues rend un son différent.

Les diamans sont la matière la plus propre, lorsqu'ils sont mesmérisés, à communiquer le feu compositeur à un malade. On peut en faire l'expérience sur une blessure, sur une plaie, sur une douleur, sur un mal de dent, d'oreille ou des yeux, en prenant les précautions requises : on peut ainsi se soulager et se guérir soi-même si on y a confiance.

Pour donner une idée de ce feu compositeur aux incrédules qui ne le voient nulle part, qu'ils aillent réfléchir profondément sur ces terres de froment nouvellement ensemencées, qui, après quelques beaux jours, représentent le merveilleux spectacle d'un champ peuplé d'êtres animés d'une vigueur incomparable.

Ces amas de grains qui, dans les greniers, restaient endormis les uns sur les autres, sans donner le moindre signe de vie, n'ont pas plutôt éprouvé les grandes influences de

la

la nature, qu'ils se lèvent et sortent vivans
de leurs tombeaux pour se reproduire en
abondance.

Qui anime donc si rapidement ces milliers
de grains qui se remuent, repoussent la terre
qui les couvre, s'agitent, s'élèvent en se
balançant dans les airs, passent successivement dans tous les âges de la vie, et ne
meurent qu'après avoir laissé sur leur tête
une famille innombrable, dont les individus
parcourront à leur tour la même carrière
s'ils ne sont pas mangés? N'est-ce pas le
fluide subtil qui leur a ainsi donné le feu de
la vie ? C'est l'image de la vie humaine.

Qu'on considère seulement, dans un autre
ordre, ces beaux flocons de neige qui, pendant l'hiver, se détachant en pluie des nuages, se façonnent, en descendant majestueu-
sement sur la terre, par le travail perpétuel
du fluide subtil qui, dans les airs, en fait si
promptement diverses fleurs, dans lesquelles
le microscope fait découvrir de si belles formes.

Huitièmement, le plus sûr et le plus facile
moyen de guérir les malades, c'est de leur
procurer un bon sommeil : le mesmérisme a
pour cet effet une vertu étonnante.

Il n'est plus nécessaire de recourir aux cal-

mans, d'aller chercher des drogues au Levant
et au Midi : le Mesmérien endort un malade
par sa pensée, par sa volonté, par son attention, par son affection, par ses regards,
et, s'il veut, par quelques gestes bien lents,
bien doux, qui amènent sur le malade des
courans délicats et harmonieux du fluide
subtil environnant; il les introduit chez le
malade dans le calme et le silence, loin des
regards et de la présence des incrédules, des
curieux et des rieurs; l'atmosphère de ces
gens-là est pleine de tourbillons désharmo-
nieux du fluide subtil, capables d'éteindre la
lumière du feu vital.

Lorsque, par ces précautions, on réussit à
endormir un malade, le fluide subtil pénètre
régulièrement dans ses facultés internes, et
leur donne une nouvelle activité qui détruit
les obstacles qui s'opposaient à leurs fonctions; le sang, les nerfs, les poumons, le
cœur, tous les viscères reçoivent la liberté
qui leur est nécessaire, de l'abondance des
courans, qui abandonnent les organes extérieurs pour se porter directement sur eux, et
leur donner la faculté de se mouvoir dans l'ordre qui leur est assigné par la nature. C'est
un ruisseau du voisinage qu'on introduit sur

le moulin pour accélérer son mouvement intérieur.

Dans une science aussi secrète, aussi in-
concevable pour le vulgaire, nous n'avons
que des comparaisons pour la rendre sensible.
Ne craignons donc pas de trop les multiplier.

Celui qui produit le sommeil par le mesmérisme, en éteignant en apparence l'activité extérieure, augmente celle de l'intérieur :
on peut le comparer au souffleur d'orgues
qui, par un travail bien simple, fournit les
tons de mouvement aux tuyaux de différens
calibres; ou bien au jardinier qui arrose des
plantes malades pour exciter la végétation
dans les feuilles et dans les branches qui lan-
guissent et se penchent, faute de recevoir par
le fluide subtil le mouvement naturel qui les
élève vers les cieux.

Le sommeil.

Le sommeil et le réveil sont produits par
les mouvemens du fluide subtil. Les courans
entrans endorment, et les courans sortans
réveillent. Le moment du sommeil est celui
où les courans entrans sont plus vifs et plus
abondans que les courans sortans. Le mo-

ment du réveil est, au contraire, celui où les courans sortans sont plus vifs et plus abondans que les courans entrans.

Les courans entrans entrent en convergence, et les courans sortans sortent en divergence. Les courans entrans endorment les organes extérieurs, parce qu'ils empêchent les courans sortans de les réveiller ; ils les arrêtent en partie dans l'intérieur, et les réunissent à eux pour opérer ensemble, sur les facultés internes, une activité étonnante par les effets qu'elle produit.

C'est pendant le sommeil que l'homme a le plus de mouvement dans son intérieur. Cet état est positif, et supérieur en plusieurs genres à celui du réveil. Si l'intérieur de l'homme dormait avec et comme les sens externes, ce serait un état de mort, où les courans qui donnent l'activité à l'organisation vivante, se changeraient en mouvemens de décomposition.

Les mouvemens intérieurs, n'étant pas contrariés par les mouvemens externes du réveil, s'ordonnent, se combinent, portent doucement, dans chaque partie de l'organisation interne, des influences pures et harmonieuses qui servent à élever l'intelligence à

cette perfection qui produit le beau phénomène du génie dans les hommes d'étude, et
la clairvoyance la plus étonnante dans le
somnambule.

On observe dans le sommeil divers degrés
qui lui donnent des caractères particuliers :
il est important de les observer dans les malades, soit pour leur faire éviter de grands
dangers, soit pour leur faire produire de
beaux phénomènes.

C'est une montagne à plusieurs échelons,
où chacun s'arrête là où ses forces sont épui-
sées.

Le premier échelon présente la région du
repos, où l'on bâille, en étendant son corps
d'une manière commode pour la circulation
du sang et du fluide nerveux.

Le second échelon présente la région de
l'oubli, où l'on se trouve dans les ténèbres
et dans le silence, sans idées et sans aucune
sensation.

Le troisième échelon présente la région
des rêves : c'est là qu'on éprouve les désordres
de l'imagination, sans liberté et sans puissance; on se trouve comme enchaîné dans
la confusion des idées et des souvenirs de
différentes époques sans liaisons; l'intelli-

gence est fatiguée par toutes sortes d'images plus bizarres les unes que les autres ; les desirs sont contrariés, les espérances déconcertées ; des mélanges de sensations extraordinaires, le bien et le mal confondus ensemble, des plaisirs et des chagrins sans cause et sans raison. Cet état, plus souvent fâcheux qu'agréable, a causé les plus grands maux parmi les hommes : il serait trop long de les expliquer ici ; mais il est une preuve bien sensible que le sommeil est un état actif, souvent plus violent que celui du réveil. Il demande un article à part quand on fera mention des fous, qui ne sont que des rêveurs à moitié réveillés.

Le quatrième échelon du sommeil présente la belle région des lumières ; c'est le lien de la vérité et de la sagesse, c'est le haut de la montagne, où l'on aperçoit de tous côtés les merveilles que la nature répand dans l'Univers ; c'est là où l'on entend la voix de la Providence qui dicte ses conseils ; c'est le séjour des harmonies célestes.

Après avoir cherché long-temps la haute destinée de l'homme sur la terre, on l'a trouvée dans l'état le plus secret, dans le sommeil.

L'homme, dont l'ame est supérieure à celle

de tous les êtres vivans dans la nature, devait jouir, pendant sa vie, des plus doux plaisirs qu'elle est en état de procurer, et par conséquent de toutes les lumières répandues dans l'Univers. Cet avantage n'est jamais donné parfaitement à l'homme pendant le réveil : il en jouit uniquement dans le plus profond sommeil; il y goûte un repos délicieux ; il y reçoit des idées sublimes ; il y possède le seul bonheur pur et parfait qui soit dans la vie ; et comme si, pour y parvenir, il fallait qu'il fût purifié, la nature le fait passer dans la pénible région des rêves, avant de l'élever sur la montagne où il trouve la vérité.

Interrogeons les somnambules parvenus sur cette montagne, ils nous certifieront ce que nous ne pouvons énoncer que faiblement.

Le mesmérisme fait souvent parvenir les malades dans cet heureux état, et nous pouvons tous y arriver en bonne santé, sans le savoir à notre réveil. C'est là que les grands génies vont, en dormant, recevoir des lumières dont le recueillement leur rappelle quelques rayons lorsqu'ils sont réveillés.

La clairvoyance dans le sommeil parfait vient : *premièrement*, de la bonne organisation de l'œil de l'intelligence, comme la bonne organisation de l'œil extérieur donne la facilité de bien distinguer les objets.

Secondement, de l'absence des sensations extérieures, qui ne peuvent plus effacer les intérieures, comme l'absence du soleil facilite la contemplation des beautés du firmament pendant la nuit.

Troisièmement, du degré de repos et de sommeil où se trouve le malade, comme le calme et la profondeur d'un observatoire servent à l'astronome pour ses découvertes.

Quatrièmement, de l'activité qu'on donne par le mesmérisme au fluide subtil, qu'on dirige immédiatement sur les organes intérieurs, comme on donne à un moulin la facilité de moudre, en établissant sur ses rouages des chutes d'eau rapides.

Cinquièmement, de la manière dont on conduit le dormeur, lorsqu'il est arrivé au degré de sommeil nécessaire pour la clairvoyance. On doit le considérer comme un télescope ou un microscope qu'on dirige sur un objet qu'on veut connaître, en prenant garde qu'il ne vacille.

C'est par la pensée qu'on le met en rapport avec l'objet qu'on veut connaître, et par la volonté qu'on lui fournit les courans qui le poussent vers cet objet déterminé.

Il faudrait ici une longue dissertation pour expliquer comment le mécanisme physique de la pensée et de la volonté agit par les courans du fluide subtil. C'est avec *Descartes*, *Newton*, *Leibnitz*, *Mallebranche*, *Locke*, *Clark*, *Collins* et bien d'autres savans, qu'il faudrait discuter cette question. On voit que ces physiciens auraient adopté le mesmérisme d'après nos expériences : ils en avaient des idées obscures, qu'ils auraient éclaircies; ils entrevoyaient la possibilité de cette clair-voyance, dont nous voyons aujourd'hui clairement les effets produits dans ce milieu qu'ils cherchaient à approfondir : ils auraient été bien étonnés de trouver dans un homme endormi la solution de toutes leurs difficultés. Si les circonstances le permettent, on raisonnera avec eux dans un autre ouvrage; celui-ci n'est pas pour les érudits, mais pour toutes les mères de famille dans leur ménage. Des auteurs honnêtes et incapables de tromper leur ont fait part de beaucoup de phénomènes curieux de clairvoyance, obtenus par le mesmérisme sur des malades endormis; mais plusieurs ont eu la prudence et la sagesse de cacher scrupuleusement le plus merveilleux, parce que l'esprit public n'est pas encore assez bien préparé pour les comprendre, ni assez docile pour y croire : on rirait de les entendre, parce qu'en France on rit de tout.

Malgré les plaisanteries, il faut cependant que le mesmérisme triomphe, ou le faire oublier entièrement. Pour le faire oublier, il faudrait qu'il n'y eût aucun malade dans le monde, ni aucun ami de malade qui voulût essayer de le guérir par ce moyen si répandu aujourd'hui, qu'il est déjà aux portes de la Chine.

Les anciens prodiges, dont le mesmérisme naturel a été cause dans les siècles passés, ont été jugés par des ignorans; il faut aujourd'hui leur restituer leur véritable caractère.

Si Mesmer n'avait pas développé les principes de sa découverte, qu'aurait-on pensé des procédés par lesquels on guérit si aisément, on endort les malades si promptement, et on obtient de ces malades endormis des révélations si étonnantes? Il a eu la générosité d'expliquer les secrets les plus profonds de la nature, et de remettre le pouvoir de guérir dans la main de tous les peuples du monde; il a donné à chacun la facilité de produire en tous temps et en tous lieux, le feu conservateur de la vie aussi aisément qu'on produit le feu destructeur; et ce présent incomparable n'est bien senti que par ceux qu'on délivre des infirmités, et dont on prolonge la vie. L'amour-propre ou l'intérêt empêche de l'apprécier.

C'est votre exemple, Mesdames, qui va donner l'impulsion à la propagation de cette science; et voici comment vous devez vous conduire pour y réussir.

Celui qui vous est attaché par le lien conjugal, réclame ordinairement votre surveillance lorsqu'il est malade : la nature vous inspire alors des précautions, des soins et des remèdes; mais le mesmérisme vous donne le pouvoir de le guérir vous-même, souvent d'en faire son propre médecin, et quelquefois d'en former un véritable oracle de la nature, par les procédés les plus simples et dans le sommeil le plus profond. Ne serait-ce pas manquer à l'humanité et aux égards qui vous sont dus, si on négligeait de vous faire savoir la puissance que la nature vous donne, et les fruits merveilleux qu'elle fait naître des soins affectueux qu'elle vous inspire dans des circonstances périlleuses?

Après avoir endormi le malade, restez auprès de lui dans le calme et le silence; votre
présence lui est toujours nécessaire pour le
conduire dans les diverses régions du sommeil. Ce sont les courans de votre volonté
qui le feront passer de l'une dans l'autre, et
le moment de chaque passage vous sera connu
par un soubresaut bien sensible. Les regards
de votre bienveillance lui fourniront, par des
courans réguliers, un bon vent pour arriver
sur la montagne, sans dangers. Par ce moyen
il passera rapidement dans la région des
rêves : sa station dans cette région vous sera
connue par diverses agitations; mais bientôt
vous le verrez dans un calme profond, et toujours endormi, étendre ses bras vers vous
pour vous rendre compte de sa reconnaissance; vous l'entendrez ensuite vous annoncer
l'état merveilleux où il se trouve dans son
sommeil. C'est de lui que vous apprendrez
qu'il n'est dans la vie aucune situation com-
parable à la sienne, par tout ce qu'il sent,
par tout ce qu'il voit : il croit posséder le
bonheur suprême qui ne laisse rien à desirer.

Quelle consolation pour vous, Mesdames,
lorsque vous entendrez cet aveu de celui qui,
peu de momens auparavant, se plaignait des

douleurs aiguës qu'il éprouvait dans des crises violentes! Quel heureux changement! C'est dans ce point de perfection du sommeil que le mesmérisme paraît bien ne pas être une chimère.

Ce qu'il y a de plus étonnant dans cet homme endormi par vos soins, c'est qu'il ne pense plus que par vos pensées, il ne veut plus que par votre volonté, et semble n'avoir plus en propre que son intelligence, qu'il vous prête alors comme un télescope pour examiner ce que vous desirez chercher dans la nature et vous en rendre compte. C'est ce que nous appelons la *clairvoyance*.

La clairvoyance.

Quand on dit au public que le mesmérisme faisait des oracles bien clairvoyans, on a excité un murmure général; on a craint que cette clairvoyance ne dévoilât le secret des familles, et ne produisît plus de maux que de biens. Cependant, depuis trente ans qu'on exerce le mesmérisme, il n'a excité aucun procès et n'a pas ruiné les loteries; il n'a pas même empêché ses partisans d'être dupes de leur confiance en des personnes qu'il aurait dé-

voilées, s'il avait eu le pouvoir de tout découvrir. Les explications qu'on va donner dissi-
peront les préjugés à cet égard.

Il faut comprendre sous le nom de *clairvoyance* ce qu'on appelle vision, inspiration,
divination, révélation, oracle, augure, etc.

Toutes ces expressions ne signifient qu'une
seule et même chose, une seule et même opé-
ration naturelle, sous différentes nuances,
dans l'organe intérieur de l'intelligence : c'est
une sorte de sensation dans cet organe, comme
la vue extérieure d'un objet est une sensation
dans l'œil qui la reçoit. On peut donc l'appeler une prolongation de la vue.

Quoiqu'on ait dit que rien n'arrive dans
l'intelligence qui n'ait passé par les sens extérieurs, il est certain que, dans le sommeil,
lorsque les sens extérieurs sont endormis et
comme nuls pour les sensations, l'intelligence reçoit des pensées très-vives, très-
promptes, très-subtiles, très-extraordinai-
res, qui n'ont jamais affecté les sens externes : c'est peut-être à cause de cela qu'on
les a nommées *inspirations*, *révélations*, etc.

L'ignorance de l'existence du fluide subtil
qui pénètre le cerveau de l'homme et y porte
immédiatement les mouvemens des objets les

plus éloignés, a favorisé les diverses opinions
sur les visions et les oracles. Il manquait aux
savans un mobile pour expliquer les sensations de l'intelligence. Le mesmérisme présente le fluide pour cet effet, et tout s'éclaircit;
il fait comprendre comment les pensées les
plus vives et les plus délicates ont la liberté
d'affecter, pendant le sommeil, l'entendement
humain sur les choses les plus cachées.

La clairvoyance des somnambules démontre évidemment ce phénomème, et les savans
studieux auraient dû s'apercevoir depuis long-
temps qu'il devait y avoir dans la nature un
mobile particulier qui leur apportait des idées
sublimes qui ne pouvaient affecter les sens
externes, et qui les ravissaient eux-mêmes
d'admiration. Plusieurs ont fait part au public
de l'embarras où ils étaient pour expliquer
l'origine et l'arrivée des pensées, dont ils
éprouvaient de si promptes et de si vives
sensations.

On a éloigné la difficulté au lieu de la ré-
soudre, en donnant à la sensation des idées
les noms d'*inspiration,* de *révélation,* sans
expliquer ce que ces mots signifient dans des
événemens naturels.

La vive sensibilité de l'œil de l'intelligence

fait le principal mérite de la clairvoyance, et celui de l'instrument physique des pensées sur lequel le fluide subtil apporte des combinaisons de mouvement. En réfléchissant sur la parfaite intelligence de certains somnambules qui pénètrent les choses les plus cachées, révèlent le présent, le passé, et prédisent l'avenir, on demande pourquoi, dans l'état du réveil, n'ont-ils pas les mêmes vertus? Pourquoi tous les hommes n'en sont-ils pas doués?

Il y aurait sur tout cela bien des réponses, qui pourraient exciter des disputes qu'on veut éviter. On n'en hasardera qu'une, c'est que le genre humain n'est pas encore mûr. Les somnambules mesmérisés artificiellement peuvent être considérés comme des plantes cultivées dans des serres chaudes, où elles portent des fruits précoces par des moyens inventés pour en accélérer la maturité.

Les progrès de l'esprit humain, qui s'accroissent de siècle en siècle, ne pourraient-ils pas présager que, par une suite des combinaisons des mouvemens de la nature, l'homme pourra parvenir à cette perfection d'intelligence par le mesmérisme naturel, ainsi qu'il est arrivé de si loin à l'état de la civilisation, et que, comme ces arbres qui ne produisent

des

des fleurs et des fruits qu'après de longues années, il peut venir une époque où il sera doué de la faculté de clairvoyance pendant son réveil, puisqu'il la manifeste déjà dans son sommeil?

Pour lors les hommes pourraient se pénétrer les uns les autres, et contempler, dans toutes les parties du monde, ce qui est maintenant caché à leurs regards. Cet avantage est d'autant plus probable et possible, qu'il ne faut que deux choses pour qu'il arrive, une intelligence parfaite et le fluide subtil; celui-ci existe essentiellement partout, puisqu'il est la cause de tous les mouvemens : il ne manque donc que la perfection du mécanisme de l'intelligence. Mais puisqu'il en existe évidemment aujourd'hui qui sont très-propres à la clairvoyance, il est donc possible que l'arbre du genre humain, en mûrissant, développe comme des fruits tardifs toutes les intelligences qu'il porte actuellement dans leur verdeur, et qu'elles deviennent dans la suite clairvoyantes, ainsi qu'on en trouve aujourd'hui dans le sommeil et même dans le réveil.

Ces génies précoces dont parle l'histoire, ne ressemblent-ils pas à ces fruits rares qui mûrissent rapidement sur le même arbre où les autres voisins n'obtiennent leur maturité qu'à la fin de l'arrière-saison ?

Cette faculté, si pénétrante lorsqu'elle est mesmérisée artificiellement dans le sommeil, est peut-être empêchée d'exercer sa toute-puissance dans le réveil, par quelques défauts dans l'organisation qui peuvent cesser dans la vieillesse du genre humain, comme les folies de la jeunesse cessent ordinairement dans la maturité de l'âge. En examinant les mouvemens perpétuels du fluide subtil dans tous les corps de la nature, et ceux qu'il introduit dans le mécanisme de l'intelligence, peut-on calculer à son égard les chances de l'avenir ?

On a distingué trois sortes de clairvoyances qui ont fait sensation dans la société : 1°. la clairvoyance des devins qui, les yeux ouverts, font métier de dire la bonne aventure ; 2°. la clairvoyance des somnambules médecins qui indiquent des remèdes ; 3°. la clairvoyance des somnambules qu'on appelle *oracles de la nature*, parce qu'ils sont capables de révéler ce qu'il y a de plus caché dans son domaine.

Les uns et les autres ne diffèrent que par les dispositions de leur intelligence. Le fluide subtil leur fournit les sensations et les lumières des révélations, selon qu'il est plus ou moins clair, plus ou moins régulier, plus ou moins vif; ce qui indique la nécessité du calme, du silence, de l'éloignement des sociétés, parce que l'atmosphère de chaque individu n'y est pas toujours entretenue par des courans réguliers du fluide subtil. Les uns viennent aux expériences comme des ombres, d'autres comme des charbons ardens, certains comme des nuages, comme la foudre, la grêle, l'ouragan ou la tempête. Ce sont les expressions des somnambules qu'ils fatiguent par leur présence.

Il est donc aisé de voir que de telles influences empêchent de communiquer les lumières du feu vital à des intelligences si délicates. Ce feu léger est si facile à s'éteindre, qu'on ne saurait prendre trop de précautions; aussi voit-on beaucoup de ces intelligences ne s'allumer que faiblement par des flammes languissantes, toujours prêtes à s'éteindre; ce qui empêche l'étude des observations : c'est bien pis si le Mesmérien a des défauts qui troublent l'harmonie.

Ce sont sans doute ces difficultés qui ont fait abandonner à tant d'élèves cette étude intéressante, qui ne peut se pratiquer utile-

5.

ment que dans le silence et la retraite la plus profonde.

Ainsi la difficulté de trouver des intelligences convenables; la difficulté de conduire les individus sur le haut de la montagne du sommeil; la difficulté d'entretenir les clairvoyans dans une conduite régulière et dans des lieux à l'abri des mauvaises influences; la difficulté que le Mesmérien qui est dans le monde éprouve lui-même de se maintenir perpétuellement dans l'ordre de la sagesse, sans cupidité, sans ambition, sans ostentation et sans fraude; la difficulté de n'être pas interrompu par les événemens, par des inquiétudes et par des chagrins, toutes choses qui éteignent le feu vital : voilà ce qui a retardé et ce qui retardera long-temps les progrès de l'étude par la clairvoyance, et ceux qui en ont peur doivent se rassurer par ces explications.

Cependant, comme beaucoup de personnes sensibles, vertueuses et bienfaisantes sont très-capables de conserver l'harmonie du fluide subtil et de le communiquer avec toutes les sages précautions qu'elle exige pour devenir le feu vital par lequel on fait des clairvoyans, nous expliquerons les trois

genres de clairvoyance que nous avons an-
noncés.

Clairvoyance du devin public.

Bien des gens ont naturellement la faculté
de pénétrer l'intérieur des hommes, de juger
de leur caractère et de ce qui se passe en
eux, à leur figure, à leurs regards, au son
de leur voix, à leur langage, à leurs gestes,
à leur maintien et à leurs démarches.

Cette faculté vient de la sagacité de leur
intelligence, qui s'affecte aisément des mouvemens que le fluide subtil transporte en elle
de l'intérieur de ceux qu'ils examinent.

Celui qui fait métier de dire la bonne aventure aux personnes qui se présentent devant
lui, est ordinairement doué de cette sagacité,
que l'étude, l'application et l'habitude per-
fectionnent.

La présence des personnes qui viennent le
consulter, lui facilite les moyens de les pénétrer. Leurs sensations intérieures, conduites
par le fluide subtil, viennent l'affecter intérieurement : en leur disant ce qu'il sent, il
leur déclare ce qu'elles sentent elles-mêmes.
C'est un miroir où les curieux viennent se
regarder.

Le devin, dans son laboratoire, fait son métier sans savoir comment, ni d'où viennent ses succès. Il paraît d'abord calme, silencieux, attentif aux discours de la personne qui vient avec confiance l'interroger sur son sort; il cherche à l'amuser par des questions oiseuses, par des jeux de cartes ou autres. Pendant ce temps-là il se met bien en rapport avec elle, ce qui produit entre eux une correspondance de concours entrans et sortans qui communiquent les sensations de la personne qui donne sa confiance, dans l'intérieur de celui qui s'empresse de la recevoir.

Tous les deux ignorent sans doute ces mouvemens naturels du fluide subtil qui réunissent ensemble les hommes qui se recherchent; mais cette union, quoique invisible et ignorée, n'en existe pas moins, et c'est par cette union naturelle que le devin pénètre l'intérieur de la personne, et en est affecté comme si c'était le sien propre. Leurs sens intimes sont à l'unisson, comme deux vases de marbre de la même forme et du même ton, où ce qu'on dit à voix basse dans l'un se fait aisément entendre dans l'autre, quoique dans l'éloignement. Ce sont des phénomènes de la même nature que ceux des échos qui répètent au loin tous les sons environnans.

Le devin public n'est donc qu'un écho des sensations de ceux qui les consultent. Combien de fois ne trouve-t-on pas de pareils échos dans la société, où les mêmes sensations font parler différentes personnes à la fois, qui se surprennent avec les mêmes pensées dans l'esprit et les mêmes paroles sur les lèvres, surtout dans le calme et le recueillement!

Remarquez, Mesdames, comment il est facile au devin public de vous deviner, lorsque vous vous transportez chez lui avec toutes les sensations et tous les mouvemens qui affectent votre intérieur. Votre confiance étalé sur son bureau tout ce qui est emmagasiné chez vous : il lit dans votre mémoire, votre vie passée; dans vos chagrins, les événemens malheureux que vous avez essuyés; dans le calme où vous paraissez, la tranquillité actuelle dont vous jouissez : il lit dans vos craintes de nouveaux orages dont vous êtes menacées ; dans vos espérances, des succès à venir, et dans vos pressentimens, des choses futures déjà tracées dans votre imagination.

A chaque article de la divination, vos signes d'approbation vous lient plus étroitement à

ce devin, et lui ouvrent davantage la porte de
la maison dont il fait l'inventaire.

C'est, Mesdames, par les mouvemens du
fluide subtil que toutes les couleurs de vos
sensations viennent se peindre dans son sens
intime, accoutumé à en recevoir de la sorte.
Sa clairvoyance ne s'étend pas plus loin que
votre organisation en mouvement.

Ce devin public vous paraît bien instruit
sur le passé et sur le présent de votre vie ; ce
qui vous fait présumer qu'il est aussi instruit
sur l'avenir.

C'est, Mesdames, sur vos pressentimens
qu'il juge de l'avenir : s'ils sont dans l'ordre
de la nature, sa révélation se trouvera véridique ; s'ils ne le sont pas, elle sera fausse, et
vous n'aurez aucun reproche à lui faire, parce
qu'il ne peut prononcer que sur ce qu'il lit en
vous-mêmes.

Il y a deux sortes de pressentimens ; les uns
sont occasionnés par des mouvemens réguliers du fluide subtil, et d'autres par des mouvemens irréguliers : les premiers sont exacts,
les autres ne peuvent l'être.

Les bons pressentimens n'arrivent jamais
dans le désordre des passions, ni dans l'agitation des affaires, ni dans la distraction des

plaisirs; c'est dans la tranquillité de l'esprit, dans le repos et le recueillement, que l'homme paisible les voit arriver dans sa retraite. Le fluide subtil vient alors doucement lui présenter l'avenir, dont il lève le voile pour lui faire remarquer ce qu'il a à craindre, à espérer, à prévenir, ou bien à faire. C'est par des entretiens sérieux avec les événemens présens et passés, qu'il lui fait observer ce qui doit arriver. Son intelligence, élevée sur l'océan du fluide subtil, conçoit alors la liaison intime des causes avec les effets, dont les mouvemens sont infaillibles. Ainsi le présent, le passé et l'avenir, étroitement liés par le destin, s'offrent en même temps à lui, parce que tout est présent dans la nature comme dans le cercle.

Les pressentimens sont naturels. Les animaux, surtout les sauvages, en ont d'infaillibles, et tous les hommes en auraient de semblables s'ils étaient exposés habituellement aux grandes influences du mesmérisme naturel, puisque le mesmérisme artificiel les procure évidemment aux malades qu'il endort, comme on le verra dans la suite.

Examinez maintenant, Mesdames, de quoi vous nourrissez votre curiosité, lorsque vous

allez demander votre bonne aventure au devin public. Vous lui montrez ce qui se passe
dans votre intérieur, et, selon les dispositions de son intelligence, il en fait bien ou
mal le tableau qu'il vous remet.

Les pressentimens du devin public sur ce
qui le concerne personnellement, sont souvent exacts par l'habitude qu'il a d'user du
fluide subtil dans le recueillement, et par
l'aptitude où il est d'être plus en rapport avec
lui-même et avec les événemens qui doivent
lui arriver; au lieu qu'en faisant son métier,
il change de rapports avec toutes sortes de
personnes, et peut être troublé par ce mélange de caractères dont il étudie les traits.

Si, Mesdames, le devin pouvait changer
le destin, lorsqu'il est défavorable, il serait
avantageux de l'en prier; mais, hélas! ses révélations sont souvent plus dangereuses qu'u-
tiles : si elles sont flatteuses, on s'y fie trop;
elles arrêtent la vigilance, le travail, les précautions utiles : si elles sont menaçantes, elles
font le malheur de la vie.

Clairvoyance du somnambule médecin.

BEAUCOUP d'expériences ont démontré que

des malades endormis par le mesmérisme deviennent très-habiles à découvrir les remèdes
dont ils ont besoin, et à désigner ceux qui
conviennent à d'autres malades.

Depuis long-temps les bouches de la renommée en publient des relations exactes,
qu'on ne peut démentir; les faits existent, et
trop de gens sensés les affirment, pour qu'on
ose les contredire.

Ces malades endormis, sans avoir jamais
connu le mesmérisme, paraissent inspirés, à
cet égard, à ceux qui les consultent; ils apprennent comment on doit employer ses procédés pour les rendre salutaires.

Ils ont le don de connaître la cause des
maladies, les crises qui leur sont nécessaires,
la durée de ces crises, le temps où elles arriveront, et la guérison qui s'ensuivra. Quelle
ressource pour les familles et pour les hôpitaux!

Peut-on refuser son attention aux oracles
qu'ils prononcent? Écoutons-les parler dans
un profond sommeil. Voici à peu près le sens
de ce qu'ils répètent souvent. D'où vient, nous
disent-ils, ne veut-on pas qu'on communique
aux infirmes le feu de la vie répandu dans l'Univers? Qu'il est beau! qu'il est admirable! qu'il

est fécond ! Nous voyons ses flammes vivifiantes briller à nos regards, et ranimer nos
forces abattues. Qu'ils sont malheureux ces
incrédules qui se privent de ses lumières! S'ils
pouvaient le contempler comme nous, ils ne
tarderaient pas à l'allumer pour leurs besoins
journaliers, comme ils allument le feu destructeur de leurs foyers. N'y eût-il qu'une
seule étincelle de ce feu vivifiant, ne devrait-
on pas la recueillir avec empressement, et,
dans la crainte qu'elle ne s'éteigne, en allumer aussitôt le flambeau de la science et le
conserver précieusement dans un temple,
pour que les malades viennent à jamais profiter de ses influences ? Mais il est partout,
comme le feu destructeur, et on refuse de s'en
servir.

Ce discours frappant, si souvent répété par
des malades que le mesmérisme a endormis, a
ému bien des personnes sensibles et vertueuses. Quelles que soient les autres sciences pour
la curiosité des hommes, on peut, sans beaucoup de dangers, jeter sur elles un voile;
mais celle-ci, qui intéresse la santé et la prolongation de la vie, sera-t-elle indifférente au
genre humain ? Qui voudra prononcer?

Cette clairvoyance du malade médecin nous

paraît extraordinaire, parce que nous sommes loin de l'état naturel. Les animaux sauvages en jouissent sur les montagnes, dans les forêts et les déserts ; ils se préservent des maladies et se guérissent eux-mêmes ; lorsqu'ils en ont extraordinairement. Certains malades dans le sommeil recouvrent cette clairvoyance, parce que, dans cet état, la nature les fortifie intérieurement, et parce que leur facultés internes n'ont pas été ruinées.

Les hommes sauvages en ont la faculté dans leurs climats. Si nous allions vivre avec eux, ils seraient aussi étonnés de nous voir demander des médecins pour nous guérir, que si nous leur demandions quelqu'un pour ouvrir et fermer notre bouche, afin de nous faire manger ; et si nous restions long-temps avec eux, cette clairvoyance nous serait communiquée dans leurs climats ; ce qui est prouvé par l'expérience.

Lorsque, dans certaines calamités, on a été obligé de déposer dans des îles désertes des malades qu'on jugeait incurables, ces malheureux, errant dans les forêts et sur les montagnes, au milieu des bêtes sauvages, ont recouvré cette clairvoyance, et leur guérison, par elle opérée avec les seuls moyens de la nature, a été plus d'une fois rapportée dans l'histoire.

Cette clairvoyance naturelle se retrouve dans des malades réveillés. Combien n'en voit-on pas qui, malgré ceux qui les traitent, s'obstinent à demander certains remèdes de leur choix ! L'opiniâtreté avec laquelle ils les sollicitent, fait connaître qu'ils leur sont ins-pirés par la nature : s'il y a des dangers à les leur donner à satiété, il n'y en a pas moins à les leur refuser absolument.

Cette clairvoyance sur les maladies s'est éteinte peu à peu dans les progrès de la ci-vilisation ; elle a subsisté long-temps dans les campagnes, où les pauvres, les bergers et les bonnes femmes indiquaient des remèdes qui guérissaient. Mais lorsqu'on a voulu établir une science pour la remplacer, la nature l'a retirée dans le secret du sommeil, où nous la rencontrons. C'est dans ce sommeil que le malade devient son médecin.

C'est, Mesdames, une grande consolation pour vous de pouvoir guérir par lui-même un malade qui vous est cher. Que de dangers, que d'embarras sont évités par cette ressource que fournit la nature !

Quand ce malade mesmérisé vous deman-

dera, dans le calme de son sommeil, les remèdes qui lui conviendront, vous observerez
sa sagesse, sa prudence à prescrire la manière
de les préparer, l'heure de les lui administrer. Sa naïve simplicité vous fera reconnaître dans ses discours le langage de la nature.

Ce que ce somnambule mesmérisé vous
prescrira pour la guérion des malades que
vous mettrez en rapport avec lui, leur sera
aussi salutaire que ce qu'il demande pour
lui-même.

Ayez soin, Mesdames, de ne lui présenter
aucun malade sans l'en prévenir, pour savoir
ceux qu'il voudra admettre ou refuser, le jour
et l'heure où il pourra les recevoir sans dan-
ger pour lui-même. Lorsque vous voudrez
le consulter pour des malades éloignés, choi-
sissez le moment où il voudra se mettre en
rapport avec eux, et prévenez ces malades de
lui donner leur confiance entière, et de ne pas
mêler des avis étrangers à ceux qu'il dictera.

Ne l'interrogez que lorsqu'il paraîtra dans
le degré de sommeil nécessaire à sa clairvoyance; n'ayez aucune opinion particulière
en le consultant, sans quoi il ne serait pas
inspiré par la nature, mais par vous-même.
Il vous rendrait votre opinion telle que vous

l'auriez conçue, comme, dans le jeu de paume, les joueurs se renvoient l'un à l'autre la même balle. Quelque flatteuse que serait pour vous la révélation, parce qu'elle serait conforme à votre idée, vous devez vous en méfier.

Enfin, Mesdames, n'accoutumez pas votre somnambule médecin à donner souvent des consultations pour les malades; cette habitude, trop long-temps prolongée, nuirait à sa guérison, affaiblirait ses forces, et empêcherait sa clairvoyance de se perfectionner au point d'en faire l'oracle le plus infaillible de la nature, dont nous allons parler.

Clairvoyance du somnambule, oracle naturel.

Il faut donner un nom à cette clairvoyance supérieure à toutes les autres. On adopte celui qui était en usage dans l'antiquité la plus reculée.

Les prêtres des idoles appelaient *oracles* les personnes qui devinaient, ainsi que les révélations qu'elles prononçaient. On usera ici de la même liberté.

Vouloir tout connaître dans la nature, est un désir bien digne de l'homme qui en est le chef-d'œuvre, chef-d'œuvre, et qui, doué d'une faculté capable de recevoir des lumières de tous les points de l'espace, peut, par les yeux de son intelligence ou de celle d'un homme endormi, lire l'histoire du monde, au présent, dans les siècles passés et dans les siècles à venir.

Cette découverte qui vient, après tant d'autres, éclairer le genre humain, en excitant notre admiration, nous fait un devoir de l'étudier et d'en rendre grâces à la divine Providence, qui livre aujourd'hui, plus que jamais, le monde à nos recherches, après l'avoir abandonné si long-temps à nos disputes.

Avoir trouvé des moyens physiques de faire raisonner un malade endormi sur tout ce qu'on desire savoir dans l'ordre naturel, est un phénomène incompréhensible à la majeure partie des hommes; mais puisqu'il existe réellement, puisqu'on en a reçu tant de preuves, et qu'on peut toujours en recevoir, il est donc dans la nature, exposé dans tous les lieux du monde à la méditation des gens raisonnables, doués des vertus naturelles : on ne peut donc le nier. Les railleries de ceux qui ne peuvent en être témoins sont des insultes inspirées par la vanité et l'ignorance.

C'est à l'homme sage et studieux à méditer

6

sans prévention, dans un profond recueillement, tous les phénomènes qui se présentent
à son admiration ; n'y en eût-il qu'un seul
nouveau pour lui, il ne doit pas en négliger
l'étude ; mais quand des milliers du même
genre se renouvellent dans toutes les contrées
du monde, comme ceux des grands oracles
dont nous parlons , il y a pour lui autant
de motifs d'en chercher les raisons dans la
nature.

D'où vient donc cette clairvoyance qui,
dans certains individus endormis, paraît s'é-
tendre sur tous les points de l'espace et des
temps ? Nous l'avons déjà insinué.

Il faut, pour la concevoir, trois choses :
premièrement, trouver une intelligence parfaitement constituée, qui ait des yeux clairs
et purs, dans une position douce et calme,
et dont l'irritabilité la rende capable d'être
affectée de la plus légère sensation, par le
mouvement le plus délicat.

Secondement, trouver un mobile pur et
net qui transporte dans un ordre régulier et
sans obstacle, les mouvemens exacts des divers objets avec lesquels on met en rapport
cette faculté qui s'applique à en recevoir la
sensation.

Troisièmement, n'occuper cette faculté à recevoir la sensation que des objets réels qui, quoique éloignés ou très-cachés depuis long-temps, ont existé, existent ou existeront. C'est lui nuire infiniment que de l'affecter par des choses au-dessus de la nature ou par des chimères ; elle n'est sensible que par les courans du fluide subtil qui lui apportent les modifications de mouvement qui se trouvent dans les causes ou dans les effets. Voilà le mystère de l'oracle naturel expliqué dans un malade endormi. Quand toutes ces conditions si difficiles à rencontrer s'y trouvent, on obtient des vérités dans les sciences comme dans l'histoire. Si quelque physicien a de meilleures raisons à en donner, on les accueillera avec reconnaissance.

La première condition est due au hasard : on ne peut pas faire des intelligences parfaites propres à la clairvoyance, il faut les chercher comme des diamans dans de profondes mines ; et ce qu'il y a de particulier, c'est qu'on les trouve plus aisément dans les maladies du pauvre peuple, et spécialement parmi les épileptiques et les fous, que partout ailleurs.

Il est presque impossible de rétablir le mé-

6.

canisme physique d'une intelligence qui depuis long-temps a été obscurcie par des préjugés, des préventions, des erreurs qui s'y sont attachées avec une roideur tenace. Les mouvemens irréguliers qui l'ont agitée, ont rongé les parties les plus délicates, et ont couvert de rouille les ressorts. L'éducation qu'on lui a donnée pour la faire briller dans le monde, a gâté sa naïve simplicité, comme ces peintures ou dorures dont on croit embellir les statues des plus grands maîtres, et qui en effacent les plus beaux traits.

La meilleure éducation qu'on puisse donner dans le principe à l'intelligence, est celle qui se fait par les mouvemens réguliers du fluide subtil qu'on insinue en elle avec douceur, par des pensées, par des desirs, par des inclinations à la vertu; qu'on lui suggère dans le calme et le recueillement, avec une attention soutenue et une patience infatigable. On forme l'intelligence des enfans, comme on fait un tableau, une statue; on met dans son mécanisme physique les couleurs et les traits qu'on desire, comme le peintre les place sur la toile, et comme le sculpteur s'efforce de les tailler sur le marbre.

L'intelligence des animaux, quoique moins

propre que celle de l'homme à la perfectibi-
lité, est susceptible d'acquérir des perfections
étonnantes par les courans du fluide subtil
combinés dans la pensée et dans la volonté de
ceux qui les instruisent, pour montrer au
public le phénomène de leur intelligence.
C'est une communication de l'intérieur du
maître dans l'intérieur des animaux dont il
fait l'éducation.

Ces maîtres ingénieux et adroits ignorent
comment ils épurent les facultés internes des
animaux, comment ils leur donnent la souplesse, l'agilité, la force et la volonté d'exé-
cuter des choses extraordinaires. Ils ne savent
pas que les courans du fluide subtil qui animent leur propre génie, se transmettent par
leur impulsion dans les facultés internes des
bêtes qu'ils dirigent, et qu'elles deviennent,
par l'habitude de la liaison des courans réciproques, de nouveaux organes ajoutés aux
leurs, et qu'ainsi ces bêtes agissent comme si
elles faisaient partie d'eux-mêmes. Voilà le
secret qui rend curieux tant d'animaux exposés à l'admiration du public.

La seconde condition pour la clairvoyance
est difficile à remplir; il s'agit de ménager la
régularité des courans du fluide subtil qui

portent la sensation des événemens physiques dans l'intelligence de l'oracle.

A combien d'accidens ces mouvemens si délicats ne sont-ils pas exposés dans leur route, faute des précautions les plus exactes ! C'est le mesmérisme artificiel qui sert à ce transport. Il faut pour ce phénomène deux individus parfaitement d'accord, le somnambule dans un profond sommeil, et son conducteur dans d'heureuses dispositions; ce sont deux pièces essentielles d'un instrument destiné à l'harmonie : si elles ne sont pas en concordance, si le conducteur n'a pas les conditions requises, dès-lors la plus parfaite aptitude à la clairvoyance, de la part de son oracle, sera pour lui comme le meilleur instrument de musique entre les mains d'un inepte, il n'en sortira que de faux tons.

Que d'accidens désagréables arriveraient encore, si on admettait à ces sortes de phénomènes des assistans curieux, incrédules et d'un mauvais caractère ! On ne saurait trop le répéter, les courans irréguliers, qui sortent habituellement de l'organisation de ces gens-là, occasionnent dans leur atmosphère des brouillards qui détruisent la clairvoyance de l'oracle; elle s'éteint auprès d'eux, comme un flambeau allumé exposé au vent.

La troisième condition pour la clairvoyance de l'oracle, c'est de diriger les regards de son intelligence sur des objets réels et physiques, sur des événemens possibles, et non sur des choses qui sont chimériques, impossibles et hors de la nature.

On conçoit aisément que les courans du fluide subtil qui servent à éclairer l'intelligence, ne peuvent donner que la sensation des mouvemens naturels, comme la lumière du soleil n'éclaire nos yeux que sur des objets physiques.

Lorsque, Mesdames, l'intelligence s'écarte de ces bornes pour révéler des choses d'un ordre inaccessible, incompréhensible à force d'être merveilleux, elle est dans un délire causé par les préjugés ou par l'envie de son conducteur de trouver des nouveautés sublimes, pour avoir la vaine gloire de les propager, d'en faire des sectes, des doctrines et des admirateurs.

La volonté du conducteur, passant dans celle de l'oracle, lui fait imaginer des systèmes scientifiquement obscurs, qui ont l'air du génie et de la sagesse : on les adopte avec d'autant plus de plaisir qu'ils sont plus incompréhensibles, et qu'on s'imagine en pénétrer le sens, parce que l'orgueil le persuade.

On a déjà remarqué tant de fois des révélations de ce genre imprimées en différens climats, qu'on est obligé d'en prévenir. Comme il y a plus de mauvaises herbes que de bonnes, il y a plus souvent des mensonges que des vérités dans les révélations et dans les livres. Il faut savoir, Mesdames, que les somnambules les plus propres aux révélations, pour peu qu'ils aient vécu dans la société, sont très-sujets à se faire valoir et à donner d'eux les plus hautes idées : si on leur montre du goût pour le merveilleux au-dessus de la nature, on leur donne des ailes qui les transportent si haut, qu'on ne peut plus les apercevoir ; ils jouissent alors du plaisir d'avoir étonné, ravi d'admiration et transporté leur conducteur dans des espaces imaginaires, qu'ils peignent avec le pinceau de l'orgueil et de l'ostentation. Celui qui veut les suivre, ébloui par de fausses lumières, perd sa puissance sur eux et devient leur esclave. Les somnambules orgueilleux sont très-jaloux de ce triomphe.

Le mesmérisme ne peut conduire avec sûreté le somnambule que dans l'ordre de la nature ; dès qu'il s'en écarte, il tombe dans la rêverie ; et c'est aussi souvent la faute de celui qui le conduit et qui l'inspire pour avoir du merveilleux au-dessus des autres hommes.

Il ne faut jamais mêler les choses sacrées aux choses profanes, c'est-à-dire, les choses surnaturelles à celles qui sont purement physiques : ce mélange nuit aux unes et aux autres, et c'est ce qui a causé tant de préjugés et de superstitions dans tous les siècles.

Le mesmérisme n'a rien que de naturel. Le peuple ignorant qui attribue ses phénomènes à la sorcellerie, et le dévot superstitieux qui prétend qu'il est l'effet immédiat d'une puissance surnaturelle, se trompent également. Il demande à la vérité beaucoup de vertus, mais des vertus naturelles, évidemment inspirées à l'homme raisonnable et réfléchi. Mais ces vertus ne supposent pas qu'il est d'un ordre surnaturel, et que ceux qui ont des succès dans sa pratique, ont une ame supérieure aux autres.

Lorsque, Mesdames, la Providence confiera à vos soins un oracle dont la clairvoyance vous paraîtra bien sûre, commencez par l'interroger sur sa santé, et suivez ses conseils : c'est ce qu'il y a de plus important. Lorsqu'il sera en voie de guérison, profitez du moment d'un profond sommeil pour lui demander l'état où il se trouve, ce qu'il voit dans la nature, ce qu'il desire connaître; que vos pensées et vos desirs se trouvent toujours conformes aux siens. Alors, fortifié par le feu vital que vous lui communiquerez, il fera des révélations de son choix, en liberté, qui porteront sur des objets intéressans.

Lorsqu'il aura achevé le récit de ce qui lui aura été inspiré par la nature, s'il lui reste assez de force et de sommeil pour répondre aux questions que vous desireriez lui faire, mesmérisez-le de nouveau avec beaucoup de douceur par vos regards, qui doivent montrer plus d'affection que de curiosité.

Si, Mesdames, l'oracle manifeste une inclination à s'instruire de quelque science, écrivez en secret ce qu'il vous aura révélé; ne lui en parlez jamais que lorsqu'il sera dans le sommeil de la clairvoyance.

Ne le faites pas passer subitement d'une science à une autre.

Évitez spécialement les questions inutiles, incohérentes et contradictoires.

N'entretenez pas deux oracles en même temps; ils perdraient tous les deux leur clairvoyance, par une rivalité naturelle, parce qu'ils trouveraient en vous leurs courans mutuels confondus ensemble.

Ne confiez votre oracle à personne, vous rompriez l'unité des rapports. Si, par quelque accident, vous y étiez obligées, remettez à la personne, en toute confiance, vos pouvoirs, avec le consentement de l'oracle ; elle vous les rendra lorsque vous reviendrez. Il ne faut jamais deux musiciens pour jouer à la fois sur la même harpe.

L'oracle perdrait sa clairoyance si vous lui proposiez des questions contraires à la réputation d'autrui, à la paix des familles, à la vérité, à la probité et aux bonnes mœurs. Il reculerait d'effroi, comme un voyageur qui se trouve subitement sur le penchant d'un précipice, et s'éveillerait aussitôt.

Prenez garde surtout, Mesdames, que l'oracle ne soit instruit par personne de son état de clairvoyance, lorsqu'il est réveillé. Il est essentiel qu'on ne parle jamais en sa présence de ce qui aurait le moindre rapport avec ses révélations ; il n'y comprendrait rien, il en serait troublé, et sa clairvoyance en souffrirait.

L'homme endormi dans cet état et le même homme réveillé sont deux hommes bien diffé-

rens, quoique dans le même individu : l'un
est aussi éloigné de l'autre, que la lumière
l'est des ténèbres; ils diffèrent par la pensée,
par la volonté, par l'affection, par le langage,
par l'accent, et même par la physionomie.

Tout se change en un instant, pour faire
d'un homme réveillé, un homme endormi; et
tout se rechange ensuite dans le développement de l'organisation qui arrive par des sou-
bresauts, pour faire d'un homme endormi, un
homme réveillé.

Ce changement est étonnant dans les clairvoyans du premier ordre, qui ne peuvent
faire des révélations que dans le calme et la
retraite, tête à tête avec leur conducteur. La
délicatesse et l'irritabilité de leurs facultés internes ne peuvent souffrir le moindre mouvement étranger à celui du fluide dirigé régulièrement sur eux : c'est par cette délicatesse et cette irritabilité, qu'ils sont susceptibles de sentir exactement les nuances les plus
légères des objets de leurs recherches. Les
peintres et les poëtes les plus habiles avoue-
ront l'importance de ces observations; les autres, moins appliqués, travailleront en public
avec ostentation : aussi ne seront-ils bons
qu'à faire de mauvaises peintures dans les rues.

Lorsque, Mesdames, vous parlerez à l'homme endormi de l'homme réveillé, il vous répondra souvent sur son compte, comme s'il était une personne distincte de lui, qu'il prend sous sa protection; il l'appellera son fils, son frère, son cousin, ou d'un autre nom qui lui sera inspiré. Vous aurez soin d'étudier ce langage, pour vous y conformer. Il vous en parlera en troisième personne pour sa santé, pour ses affaires, pour ses espérances ou ses craintes; et vous seriez, sans cet avis, dans l'embarras pour concevoir son langage.

Une clairvoyance à peu près égale à celle de l'oracle arrive en certains momens dans des individus bien réveillés; ainsi que le délire, quelquefois ils viennent alternativement.

Combien de grands génies ne voit-on pas passer d'une extrémité à l'autre? L'intelligence de l'homme est sujette à tant de vicissitudes! elle a des momens d'irritabilité qui la rendent susceptible des connaissances les plus sublimes, et d'autres momens d'irritabilité qui servent à l'affecter de toutes sortes d'extravagances, selon que les circonstances des temps et des lieux la servent; mais toutes les fois qu'elle obtient la clairvoyance, c'est tantôt par un mesmérisme naturel, tantôt par un mesmérisme artificiel, dont jusqu'à présent on n'avait pas observé la cause. L'ignorance de l'existence du fluide subtil qui anime les facultés internes de l'homme, empêchait d'observer et de comprendre les causes et les effets de ce qui se passe dans son intérieur, soit dans son sommeil, soit dans son réveil.

Les événemens occasionnent divers effets du mesmérisme artificiel, dont les intelligences délicates se trouvent naturellement plus affectées que d'autres, soit à cause des qualités de leur organisation, soit à cause du calme et des dispositions où elles se trouvent.

C'est ainsi que, dans une assemblée imposante, un orateur éloquent jette l'enthousiasme dans les facultés de ses auditeurs, par un discours qui, dans une autre circonstance, aurait endormi celui qui l'aurait lu.

C'est ainsi qu'au milieu d'un combat, les poltrons qu'une simple menace aurait mis en fuite, s'exposent gaiement à la mort pour gagner la victoire. Ne sait-on pas que la renommée, l'ambition, le fanatisme et les passions fortes remuent vivement les facultés internes, et les font passer d'une extrémité à l'autre ?

L'ignorance a fait appeler cet entraîne-
ment, *électricité*. Il n'est pas de terme plus
impropre. Que gagne-t-on par l'électricité?
Elle n'est capable que de détruire, de faire
peur et de brûler, jamais de rien produire;
elle est le courage et la vie, comme la foudre;
au lieu de procurer la hardiesse, elle inspire
la crainte, elle repousse au lieu d'attirer : et
voilà comment on abuse des noms sans apprécier les choses.

Le mesmérisme, au contraire, donne le
véritable feu de la vie; il anime les facultés
internes, il éclaire l'intelligence et la nourrit
d'inspirations; il attache l'homme à de douces et agréables contemplations; il lui fournit
des idées nettes et justes, qui le font mouvoir
avec plaisir. Dans un travail utile et agréable,
on se plaît à se nourrir des courans délicieux du fluide subtil qui pénètrent dans
l'intérieur, tandis qu'on ne peut pas mettre
le doigt sur la machine électrique, sans en
être repoussé. La rose qui s'épanouit par les
procédés du mesmérisme, se flétrira par l'é-
lectricité.

C'est le mesmérisme qui, par des courans
du fluide subtil, éclaire les grands génies, en-
flamme les héros, fait les vainqueurs, et
fournit les chefs-d'œuvre des arts.

Il anime quelquefois la personne la plus ignorée, la plus faible et la plus délicate, pour lui faire opérer des prodiges. C'est ainsi qu'il anima Jeanne d'Arc pour le bonheur de la France.

Les mouvemens combinés des pensées, des sollicitudes, des vœux des Français, formaient des courans réguliers du fluide subtil, qui, poussés par les élans de la nation, portaient dans les facultés de cette jeune personne l'inspiration, la clairvoyance des événemens futurs, le courage, la confiance et la bravoure.

Ces mouvemens, combinés par la nature, trouvèrent dans ses facultés internes les dispositions nécessaires pour opérer un triomphe difficile et ardemment desiré; ils y entrèrent naturellement, comme dans un bassin incliné pour les recevoir.

Ce phénomène secret de la nature était ignoré lorsqu'on la fit paraître au Parlement de Paris, pour examiner si elle était sorcière, et lorsqu'on fit des examens encore plus ridicules.

C'était son intelligence qu'il fallait examiner; c'étaient les vœux de la nation qu'il fallait consulter; c'étaient les courans du fluide subtil qui, combinés sur tous les points de

la

la France, venaient s'épancher dans son intelligence, comme dans une pente facile.

Si on avait eu la connaissance des principes du mesmérisme, on aurait vu comment
s'était allumé ce feu vital qui lui inspirait
l'idée de combattre, lui en donnait le courage, et lui en promettait le succès.

On lui demanda des miracles en preuve
de sa mission : comme si une inspiration particulière était un signe qu'on pouvait en avoir
de toutes sortes ! comme si la promesse d'exé-
cuter une chose difficile annonçait une faculté de miracles à volonté !

La réponse à cette interpellation fut simple,
sage et naturelle. Je n'ai pas maintenant des
miracles sous ma main ; mais à Orléans je ne
manquerai pas d'en faire. J'ai promis de faire
lever le siége d'Orléans aux Anglais, et de
conduire le Roi à Reims pour le faire sacrer ;
ne m'en demandez pas davantage.

Il ne faut donc pas croire qu'un oracle de la
nature a le pouvoir de tout voir en même
temps et à volonté subite. Les conditions qu'on
a expliquées en font connaître les difficultés.
Chaque oracle a sa vocation particulière, selon son éducation, ses habitudes, ses inclinations et ses rapports.

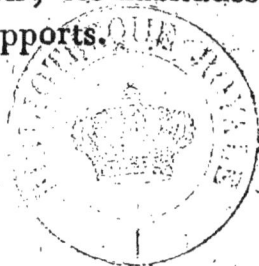

7

Les influences qui environnent l'oracle composent autour de lui un mesmérisme naturel ou artificiel, lorsqu'elles sont harmonieuses, et qu'il est dans un calme doux et dans une situation agréable.

Le mesmérisme artificiel, dont on peut jouir en société, vient des mouvemens réguliers et harmonieux du fluide subtil environnans, occasionnés par les objets agréables qui remplissent les lieux qu'on habite, par les personnes d'un bon caractère qu'on fréquente, par les instructions faciles dont on amuse son esprit, par les plaisirs modérés qu'on se procure, par l'intérêt qu'on prend dans des actes de bienfaisance ; enfin , par tout ce qui affecte agréablement l'esprit et le cœur.

Cette espèce de mesmérisme donne souvent lieu aux exercices de l'imagination, à des idées, à des inspirations, à des révélations. La clairvoyance s'y manifeste par des sensations agréables et naturelles qu'on n'éprouverait point partout ailleurs.

Le mesmérisme artificiel renforcé, qu'on communique aux malades, les endort et les plonge dans un sommeil délicieux, où l'intelligence, obéissante aux mouvemens dont on l'anime, développe sa puissance et son éner-

gie dans les grands phénomènes de clairvoyance qu'on a expliqués.

Que penser maintenant du mesmérisme qu'on a nommé purement naturel?

Le mesmérisme purement naturel ne peut
guère se rencontrer que sur les hauts lieux,
dans les pays absolument sauvages, habités
par des hommes naturels de la première origine, qu'aucun homme civilisé n'aurait jamais visités, crainte qu'il n'y eût laissé des traces de ses pensées, de sa volonté, des mouvemens de son organisation, qui auraient al-
téré les courans de la pure nature, que nous
ne rendons réguliers que dans le sommeil où
le mesmérisme artificiel plonge les malades.

Nous pouvons juger de la puissance qu'aurait le mesmérisme purement naturel, pour
procurer des révélations, par les récits qu'on
nous fait de celles qu'obtiennent des peuples
à demi sauvages.

Un auteur érudit, observateur des mœurs
françaises, en rapporte des exemples, peut-
être pour plaisanter, sur les révélations des
somnambules mesmérisés. Quelle que soit son
intention, ce qu'il raconte, confirme les prin-

7.

cipes du mesmérisme ; c'est pourquoi nous
nous plaisons à en faire part aux mères de
famille.

Premier fait (1).

« Lorsque les Lapons veulent connaître ce
» qui se passe loin des lieux où ils se trou-
» vent, ils envoient à la découverte le dé-
» mon qui leur est familier ; et après s'être
» exalté l'imagination au son des tambours
» et de certains instrumens de musique, ils
» éprouvent une sorte d'ivresse, pendant la-
» quelle des choses dont ils n'eussent jamais
» eu connaissance dans leur état naturel, leur
» sont subitement révélées. »

Voilà les effets du mesmérisme naturel
qu'on reproduit artificiellement par des procédés bien simples, lorsqu'on forme des somnambules propres aux révélations. Ce sont
les mêmes opérations de la nature qu'on a
trouvé le moyen de diriger sur les malades.
L'ivresse des Lapons supplée à ce sommeil
qu'on procure en amenant les courans du

_____

(1) *Voyez* le *Franc-Parleur*, suite de l'*Hermite de la
chaussée d'Antin*, tome II, page 66, article du CAU-
CHEMAR.

fluide subtil dans les facultés internes des
malades; elle occasionne une affluence des
grands courans du fluide subtil, qui, sans
s'arrêter aux organes externes, se portent
rapidement dans les facultés de l'intérieur,
pour leur donner la facilité d'exercer librement leurs fonctions, et dans toute la perfection dont elles sont susceptibles. C'est par le
même moyen que, selon leur organisation et
leurs dispositions, les facultés obtiennent plus
ou moins de clairvoyance.

Les Lapons, exposés sur leurs montagnes
aux grands courans harmonieux des corps
célestes, n'ont pas besoin des secours du mesmérisme dont nous nous servons, pour se le
procurer; ils le reçoivent de la première main
de la nature. Il n'est donc pas étonnant qu'ils
soient propres aux révélations, comme nos
somnambules le deviennent par le mesmérisme artificiel.

Ce mesmérisme artificiel sert à éclaircir le
mécanisme physique de l'intelligence, comme
à purifier les yeux extérieurs: celle des Lapons à demi sauvages est presque neuve dans
son organisation; elle n'est pas troublée par
les désordres habituels que causent les sociétés civilisées: ils ont autant de force dans

l'esprit, que d'agilité dans leurs jambes, avec lesquelles ils courent plus vîte que les rennes qui habitent chez eux. Si c'est un démon familier qui leur procure la clairvoyance au-dessus des autres peuples, il faut donc dire que ce même démon les rend plus habiles à la course que leurs rennes.

Aux avantages que donnent la situation des lieux qu'habitent les Lapons et la bonne constitution de leur intelligence, ils ajoutent la musique pour avoir des révélations.

La musique est admise dans le mesmérisme artificiel, parce qu'elle a le pouvoir de ras-sembler des mouvemens harmonieux dans les filières du fluide subtil, qui se réunissent en courans entrans dans les oreilles, font tres-saillir le genre nerveux, aiguisent l'esprit et flattent le cœur. Ainsi l'exemple des Lapons est une preuve de la science que nous expli-quons.

Ce démon familier, dont ils croient rece-voir des secours, est leur propre intelligence affectée par des mouvemens différens de ceux qu'elle éprouve habituellement. Dans ce sens, on pourrait dire qu'il y a un démon familier qui donne la fièvre; un autre, les convulsions; un autre, la peur, etc.

Second fait.

Cardan avait, comme les Lapons, comme Socrate, comme bien d'autres, un démon à ses ordres; et lorsque ce démon arrivait en lui, il tombait dans une extase qui le rendait insensible à toute espèce de douleur physique, et le mettait en rapport avec un autre ordre de choses; il sentait comme une séparation de son ame, et se trouvait comme hors de lui-même.

Le mesmérisme artificiel produit le même effet sur les malades qu'il endort.

Cardan était dans l'état qu'obtiennent naturellement les Lapons, et plus naturellement encore, puisqu'il n'y était pas conduit artificiellement par la musique.

Il y a des situations et des circonstances où des gens habituellement en bonne santé éprouvent de semblables effets. On prétend que Jean-Jacques Rousseau et bien d'autres y ont été sujets. Cet état est une disposition à la folie, à moins que le mesmérisme naturel ou artificiel ne le perfectionne ou n'en détruise la cause. Que de grands génies, faute de soins, ont fini leurs jours dans la démence!

C'est certainement par l'activité des courans

du fluide subtil que les pensées viennent affecter l'intelligence ; mais si, par la faiblesse de sa constitution, ou par quelque accident, elle perd la facilité de les recevoir d'une manière régulière, ils y entrent en confusion. Les courans s'y troublent, et la folie s'empare du mécanisme qu'elle fait jouer à son tour, si on n'y met obstacle, en ralentissant la rapidité des courans du fluide subtil. L'extase dans laquelle Cardan tombait, et qui le mettait en rapport avec un autre ordre de choses, était produite par des courans naturels du fluide subtil ; au lieu que, dans les malades mesmérisés, la clairvoyance dans le sommeil est occasionnée par des procédés artificiels.

L'état de Cardan peut être comparé au moulin qui se meut par les influences du vent que la nature conduit sur lui ; et l'état des mesmérisés clairvoyans peut être assimilé au moulin qu'on fait mouvoir artificiellement, en creusant un ruisseau dont l'eau tombe sur ses rouages. C'est ainsi que se distingue le mesmérisme naturel d'avec l'artificiel.

L'insensibilité de Cardan à toute espèce de douleur physique, pendant son extase, se retrouve également dans les somnambules mesmérisés. On en a donné des exemples frappans en 1785, dans les différentes Cours, sur le mesmérisme : on peut renouveler tous les jours ces expériences.

Le somnambule, au milieu de l'assemblée, répondait à la volonté secrète d'un assistant avec qui son conducteur le mettait en rapport, et ne paraissait pas affecté des coups de pistolet qu'on tirait à ses oreilles ; le gros bruit d'un tambour ne lui faisait aucune impression, et un souffle de son conducteur, quoique bien éloigné de lui, le réveillait.

Un phénomène beaucoup plus curieux, c'est que le somnambule qui paraît le plus insensible aux douleurs physiques, devient, sans sortir du sommeil, très-sensible à toutes les impressions que son conducteur juge à propos de lui faire subir, soit par sa propre pensée secrète, soit par celle d'un tiers également secrète, avec qui on l'aura mis en rapport. Ainsi on lui fera sentir les odeurs qu'on imaginera, on lui fera entendre les instrumens de musique qu'on voudra, on lui fera voir les beautés auxquelles on pensera.

Il faut être témoin de ces expériences pour y croire. Cependant, rien de plus naturel dans les principes du mesmérisme.

Ces phénomènes sont produits par des modifications de mouvement du fluide subtil
formées dans l'intérieur du penseur, et diri-
gées par sa volonté dans l'intelligence du
somnambule, comme sur un miroir, qui les
répète fidèlement; celles qui viennent secrètement d'un tiers en rapport, sont comme ré-
fléchies d'un miroir sur un autre. Si ce jeu
était sensible aux organes externes, on pourrait le comparer, dans un degré bien supérieur, aux vibrations de l'air formées par différens instrumens de musique, dont on reçoit de loin les impressions.

Les échos qui se transmettent les uns aux
autres, les mêmes tons de mouvement servi-
raient à faire reconnaître la manière dont la
pensée d'un tiers est transmise à un organe
capable de la recevoir et de la répéter.

La pensée d'un Mesmérien passe dans l'intelligence d'un somnambule plus promptement et plus exactement par la seule impulsion du fluide subtil, que lorsqu'elle est roulée
dans l'air par la parole.

Quand on pense à lui faire sentir l'odeur
d'une rose sur un verre d'eau mesmérisé, ou
sur quelque matière que ce soit qui sera sans
odeur, cette odeur de rose, appelée de la

nature par la pensée et par la volonté de la réaliser dans le sens intime du somnambule, l'affectera aussi sensiblement que s'il la cueillait sur la plante. Cette expérience a même lieu sur des gens éveillés dont le genre nerveux est très-délicat, surtout quand on met à leur choix l'odeur de la fleur.

L'insensibilité de Cardan peut être comparée à celle des convulsionnaires de Saint-Médard, qu'on frappait à coups de bûche, qu'on perçait avec des épées, qu'on tourmentait de toutes manières, et qui, loin de se plaindre, recherchaient les tortures.

Ce phénomène d'insensibilité extérieure s'observe dans les gens appliqués à des travaux d'esprit. L'histoire en rapporte quantité d'exemples. Tout ce qui les entoure et les attaque extérieurement, leur cause peu ou point de sensations, s'ils sont dans cette ivresse de génie, espèce de sommeil où ils méditent et combinent des idées.

Un coup d'épée ne se sent pas au milieu d'une bataille, à cause de la préoccupation qui attire en abondance des courans entrans du fluide subtil.

Voici comment s'explique ce phénomène physique.

Les sensations désagréables n'existent que lorsqu'il y a un combat engagé entre les courans sortans et les courans entrans. Tant que ce combat dure, la sensation existe; lorsque ces courans sont d'accord, entrent et sortent régulièrement, c'est la santé et une douce jouissance, sans plaisir ni douleur.

Lorsque les courans sortans dominent les courans entrans, ou que les courans entrans dominent les courans sortans, comme il n'y a pas de combat, il n'y a pas de sensations remarquables.

Dans le sommeil, dans l'ivresse, dans les grandes préoccupations d'esprit, les courans entrans dominent sans contrariété; par conséquent peu ou point de sensations extérieures.

Dans l'indignation, la colère, la vengeance, la fureur, et dans la violence des passions de tout genre, les courans sortans dominent sans opposition ni résistance; par conséquent encore, peu ou point de sensations extérieures.

On a souvent remarqué ce dernier phénomène dans les hommes condamnés à d'horribles tortures, exposés sur des brasiers et écorchés vifs. L'histoire en rapporte suffisamment d'exemples.

Faisons connaître autant que possible, et d'une manière approchante, par la comparaison des mouvemens visibles de l'eau, les mouvemens invisibles du fluide subtil qui donnent les diverses sensations.

L'eau qui bouillonne dans un vase sur le feu, ou dans un bassin exposé au gros vent, donne l'idée des douleurs que cause le mouvement du fluide subtil, lorsqu'il y a un combat entre les courans entrans et les courans sortans.

Le jet d'eau au milieu d'un bassin représente l'activité intérieure de l'homme d'étude, qui, par les courans du fluide subtil, reçoit en lui des idées vives et pressées qu'il se hâte de répandre par ses discours ou par ses écrits. En le disséminant dans le public, il excite par ses courans sortans des sensations diverses, selon les dispositions de ceux qui les reçoivent, comme les eaux saillantes du jet d'eau occasionnent dans le bassin des mouvemens variés, selon les parties sur lesquelles elles tombent.

L'eau qui se ride et se déride alternativement dans le bassin par les mouvemens d'un vent qui la frise légèrement et avec des grâces admirables, nous fait connaître le jeu agréable des courans entrans et sortans qui se balancent dans l'homme lorsqu'il se procure de douces jouissances : c'est le mouvement du plaisir.

L'eau calme et tranquille, mais pure et limpide, qui fait miroir dans un bassin, nous représente le repos et la douceur d'une existence paisible, éclairée et gracieuse, où les courans entrans et sortans du fluide subtil sont dans une régularité et dans une harmonie parfaite.

C'est ainsi que nos sensations, comme nos pensées, sont l'ouvrage des mouvemens du fluide subtil qui anime la nature entière. Ces vérités ne se connaîtront que bien tard, mais elles arriveront.

Troisième fait.

Le même auteur raconte qu'un professeur à l'université d'Oxford voulut lui expliquer l'aptitude que les montagnards de son pays ont habituellement, spécialement dans sa famille, pour recevoir des révélations très-exactes sur les choses les plus cachées. Il en rapporte des faits incontestables, dont nous retrouverons très-souvent leurs semblables dans les somnambules mesmérisés.

L'explication du professeur, faite à sa manière, était peut-être fort exacte, selon les idées qu'il mettait à ses mots; mais elle ne put satisfaire celui qui l'écoutait.

Est-il donc si aisé d'expliquer les phénomènes d'une science toute nouvelle, qui est encore au berceau, sans nomenclature, et dont les idées tiennent aux plus secrets mouvemens d'un fluide invisible, quoiqu'il soit l'agent de toutes les opérations internes et externes des corps organisés?

Ne serait-on pas embarrassé pour expliquer à un aveugle de naissance comment le soleil nous éclaire pendant le jour, et comment, dans ce même jour, il nous empêche de voir les étoiles, quoiqu'il porte partout sa lumière?

Pourrait-on expliquer le commerce de l'Europe avec la Chine à quelqu'un qui ne connaîtrait ni la structure des vaisseaux, ni l'existence de la mer, ni l'influence des vents?

Pour bien comprendre la science du mesmérisme, il faut connaître la structure des facultés internes, l'existence et les mouvemens du fluide subtil, les influences qui favorisent les opérations de la nature ou qui s'y opposent. Sans ces connaissances, on marche en aveugle dans la carrière de la science.

Le professeur d'Oxford appelait la faculté de la révélation, si commune dans son pays, une seconde vue; et par le moyen de cette seconde vue, il expliquait un rêve de son aïeul qui lui fit découvrir des papiers importans pour l'État et la fortune de sa famille. Ce rêve détaillait les plus petites circonstances sur cette découverte, qui fut réalisée.

Les somnambules mesmérisés qu'on interroge sur des objets cachés depuis très-long-temps, les découvrent fort aisément lorsqu'ils sont dans un sommeil parfait, et que toutes les conditions requises pour l'exactitude de la révélation se trouvent remplies.

Cette faculté de révélation que le professeur d'Oxford et les montagnards d'Écosse appellent une seconde vue, est l'œil intérieur de l'intelligence. Nous le désignons par un miroir où les combinaisons de mouvemens qui résultent des différens objets et des événemens viennent se peindre par les courans du fluide subtil.

Quatrième fait.

Le même auteur donne des détails curieux d'une révélation personnelle très-circonstanciée

ciée qu'il a eue dans une crise. Il ignore peut-être les véritables causes physiques de cette révélation.

Sans prétendre en faire un adepte, il voudra bien permettre qu'on les lui explique par les principes de la nouvelle science; et s'il plaisante sur cette explication, on le priera d'en donner une plus satisfaisante. C'est à lui-même qu'on va parler avec la permission des mères de famille.

Vous étiez, Monsieur, dans un état très-propre à la révélation; vous pensiez dans le silence et le recueillement. Votre génie, qui est votre démon familier, était votre conseil; il était venu éclairer votre intelligence; vous cherchiez des raisons pour traiter un sujet important, et vous les demandiez à la seule nature, par de sages motifs, sans préjugé et sans passion. L'habitude que vous avez de recueillir chez elles les idées dont vous avez besoin, vous a mis en rapport avec toutes celles qui pouvaient vous convenir à l'instant.

Vous voilà donc, Monsieur, en face des idées relatives à votre sujet; en l'approfondissant, vous donniez lieu aux courans du fluide subtil de vous apporter les combinaisons de mouvemens analogues à la matière que vous

8

traitiez; comme l'ouvrier qui creuse un bassin devant un ruisseau, y amène infailliblement ce qui surnage dans ce ruisseau.

Au même instant, de jeunes personnes,
affligées sur le même sujet que vous traitiez,
demandaient à la nature la délivrance de leurs
maux. Il n'est pas étonnant que, de part et
d'autre, les courans analogues des pensées et
des desirs se soient rencontrés et liés ensemble, comme les feuilles qui tombent des arbres
agités par les vents se réunissent dans des
lieux abrités, ou plutôt comme ces pailles
éparses sur les rivières, qui se rassemblent,
s'entre-mêlent par les mouvemens de l'eau, et
descendent dans le bassin qui les attend. C'est,
Monsieur, dans la profondeur de votre recueillement que s'est formé ce bassin où vous
appeliez des témoignages, et qui est encore
devenu l'écho d'une voix si frappante, qu'il
a ému tout à la fois votre pitié et votre indignation avec tant de violence, qu'à votre
réveil les impressions vous en sont restées, et
qu'alors vos facultés internes, douées de sen-
timens bienfaisans et généreux, ont été fortement remuées par ces secousses subites et
naturelles qui se forment de part et d'autre
dans les grands dangers, entre un malheu-

reux prêt à périr dans un abîme, en sollici-
tant des secours, et un étranger compatissant
qui se précipite au-devant de lui pour le sauver.

Voilà, Monsieur, l'explication physique
du rêve que vous avez sans doute achevé par
la délivrance de ces jeunes personnes si in-
dignement traitées.

Si jamais on fait des explications sur l'arrivée et le commerce des pensées par le fluide
subtil, vous y trouverez des renseignemens
plus clairs et plus étendus, qui pourront,
par quantité d'expériences, satisfaire votre
curiosité.

Instruisons maintenant les mères de famille
sur ce qu'elles doivent penser de tant d'oracles dont les histoires font mention, les uns
véridiques, d'autres faux, et d'autres am-
bigus.

Ces explications, Mesdames, demande-
raient un Traité particulier : on n'en parlera
ici qu'en général. C'est toujours la science du
mesmérisme qui en fournit la clef.

Découvertes des grands oracles.

LA plupart des connaissances se découvrent par hasard. Lorsqu'on néglige d'y faire

8.

attention, elles passent comme l'ombre; lorsqu'on les envisage avec un esprit gâté par les préjugés, elles se décolorent, et ne servent plus qu'à égarer.

Ce n'est presque jamais par l'enthousiasme du génie que se forment les premiers rudimens du germe des sciences; il n'est bon qu'à les porter au sublime, lorsqu'elles ont pris leur croissance.

Tout commence dans la nature par presque rien, par les événemens les plus inattendus et les plus simples. C'est ainsi que le phénomène des oracles de la nature se montra dans le paganisme par hasard, et qu'il est venu reparaître au milieu de nous par un semblable hasard. Les préjugés du fanatisme le firent adopter comme un présent des dieux. L'observateur physicien l'a fait connaître comme un don de la nature, en désignant les moyens par lesquels elle l'opère. Nous devons l'en croire, puisque nous avons la facilité de le reproduire dans les occasions où les conditions se trouvent naturellement, et que chaque jour, dans tous les pays où il est connu, on voit arriver les effets, dès qu'on emploie les moyens désignés pour en être les causes.

C'est dans des malades de la classe la plus
indigente, que les prêtres des idoles trouvèrent des oracles. De jeunes personnes affligées de maux de nerfs venaient dans le temple implorer les secours de la divinité pour
leur guérison ; elles pleuraient, gémissaient,
éprouvaient des convulsions, s'endormaient
et parlaient hautement, comme nos somnambules, sans sortir du sommeil.

Les prêtres des idoles s'imaginèrent alors
qu'elles étaient agitées et inspirées par l'esprit de leurs divinités ; ils résolurent d'en tirer bon parti pour la propagation et le bé-
néfice de leur culte.

Les discours que ces malades tenaient en
dormant, leur parurent sages et sublimes; leurs
révélations étaient souvent conformes à la vérité : il n'en fallut pas davantage pour accré-
diter les idoles et leurs oracles. Leur renommée se répandit de toutes parts; on vit arriver à leurs pieds des pélerins de toutes les
nations, qui leur apportaient de riches présens.

Cet exemple une fois donné, on voulut l'i-
miter dans tous les environs. Il ne fut pas difficile de trouver de ces malades agités par des
convulsions nerveuses; on les amena aux

pieds des autels, où, sans le savoir, on les
plaçait dans le lieu et dans les circonstances
les plus favorables pour recevoir les harmonies de la nature. On employait ainsi un mesmérisme artificiel dont on n'avait aucune
idée.

Les égards, le respect qu'on avait pour ces
oracles, l'encens qui fumait en leur présence,
la musique, les cérémonies, les soins les plus
recherchés, les présens, les libations, les sacrifices, que d'honneurs capables de les faire
tressaillir, de les ravir en extase, et de les
plonger dans l'ivresse de l'enthousiasme!

Le silence le plus profond lorsqu'ils parlaient, l'attention à recueillir dans le calme
toutes leurs paroles, la croyance, la confiance universelle, toutes ces conditions requises pour avoir des révélations exactes,
étaient remplies à leur égard.

On venait leur demander des guérisons,
des conseils, des lois, des principes de conduite; on les consultait sur le sort des ba-
tailles, sur la destinée des familles et des Em-
pires.

Des savans, des législateurs, des vainqueurs et des rois se prosternaient devant
eux, pour les supplier de les mettre au rang

des dieux. Ce décret une fois prononcé par
l'oracle, les peuples croyaient aussitôt que ces
grands personnages, si jaloux d'être déifiés,
étaient réellement des dieux.

On s'empressait de leur construire des temples; on élevait des statues sur les autels; on
leur offrait des sacrifices; on célébrait des
fêtes en leur honneur; des prêtres et des pon-
tifes établissaient solennellement leur culte,
et fournissaient de nouveaux oracles à la dé-
votion du peuple.

Ainsi se multipliaient les dieux, les cultes,
les temples et les oracles. Les dieux ont dis-
paru, les temples ont été ruinés; mais les
oracles sont restés. Ils sont tombés du haut
des autels dans le mépris et la misère, et la
plupart parmi les insensés. Ces oracles restés
inconnus pendant bien des siècles, dans les
prisons, dans les hôpitaux et dans les familles
les plus indigentes, commencent à reparaître
dans bien des contrées de l'Europe, mais souvent exposés au mépris, aux railleries et aux
insultes de certains hommes qui donnent le ton
aux sociétés, et qui excitent l'incrédulité po-
pulaire, pour ne pas perdre le droit de pré-
sider à l'instruction publique.

Que deviendront à l'avenir ces oracles na-

turels? Le mesmérisme ne les reportera pas
sur les autels, mais il s'en servira pour la
guérison des malades et les progrès des sciences physiques ; les mères de famille en forme-
ront de leurs propres enfans; les gens sages
et curieux de connaître les secrets de la nature, les choisiront pour s'instruire. On les
consultera dans des circonstances fâcheuses,
dans les maladies contagieuses, pour les animaux comme pour les hommes ; ils seront
d'un grand secours dans les hôpitaux, et ap-
prendront partout les moyens de prolonger
la santé et la vie.

C'est à votre sexe, Mesdames, qu'on doit
encore aujourd'hui les plus parfaits oracles,
à raison de la délicatesse de vos organes, de
la subtilité de votre intelligence, de la douceur de votre caractère, de l'habitude où vous
êtes de mener une vie sédentaire dans le calme
et la retraite. La différence de votre voix,
comparée à celle de l'homme, fait sentir votre supériorité à cet égard.

Vous êtes destinées par la nature, non-seulement à devenir de parfaits oracles, mais
aussi à en former vous-mêmes très-aisément,
en suivant les principes du mesmérisme. Est-
il un avantage qui puisse être comparé à ce-

lui-là? La nature n'offre rien de plus admirable et de plus précieux.

Lorsque, dans le silence et l'harmonie, une jeune personne est endormie et conduite, pendant son sommeil, par les douces pensées de sa mère dans les sciences les plus utiles; lorsqu'elle lui apporte de nouvelles connaissances puisées dans les champs de la nature avec le plus tendre empressement, que de plaisirs ! quelle jouissance !

Les secrets les plus importans dérobés aux recherches pénibles des savans viennent se manifester par la bouche de cet enfant chéri, au simple desir souvent prévenu de sa mère prudente et discrète.

Nos anciens pères vantaient beaucoup leurs oracles; que diraient-ils, s'ils voyaient les nôtres formés par nos regards et par nos pensées ?

Faisons descendre des cieux ces grands personnages que les anciens oracles ont déifiés; appelons-les dans nos cantons pour leur faire connaître la voix qui a proclamé leur apothéose; montrons-leur les convulsionnaires, les épileptiques, les insensés, les imbécilles que le mesmérisme rend somnambules, et dont nous obtenons des révélations plus certaines que celles de leurs oracles.

Ouvrons à ces grands philosophes la porte
de Bicêtre, de la Salpétrière et des Petites-
Maisons, pour leur faire reconnaître les ora-
les de Delphes, d'Amphiaraüs, de Dodone
et d'Athènes; amenons devant eux les oracles
de Jupiter, d'Apollon, de Mars, de Saturne
et de Bacchus; faisons-les parler à la Pythie, à la nymphe Égérie, aux Sibylles;
montrons-leur le génie de Socrate, d'Hippocrate et de Calchas.

O vous qui étiez si jaloux de passer pour
un dieu, Alexandre-le-Grand, venez reconnaître ici la prêtresse que vous prîtes si fiè-
rement par le bras pour la forcer d'entrer dans
le temple, afin qu'elle pût vous y déifier !

Lycurgue, la voilà celle qui vous a dit que
vous étiez plutôt un dieu qu'un homme; re-
gardez à côté d'elle celle qui vous dicta des
lois pour Athènes !

Crésus, puissant et malheureux Crésus,
c'est ici que réside celle qui devina si exactement le ragoût d'une tortue avec de l'agneau
que vous faisiez cuire secrètement dans une
chaudière d'airain. Les trésors que vous fîtes
mettre à ses pieds, en considération de l'exactitude de sa révélation, suffiraient aujour-
d'hui pour changer nos hôpitaux en des tem-

ples magnifiques où l'on pourrait entretenir des milliers d'oracles plus habiles.

Les philosophes voyageaient autrefois dans les Indes, dans la Grèce, dans l'Égypte pour s'instruire ; ils allaient consulter les oracles et les prêtres. Nous avons aujourd'hui de quoi satisfaire les curieux qui voudraient les imiter, mais le desir de l'instruction n'est plus le même.

Hippocrate, laborieux Hippocrate, vous étiez digne de faire la découverte de la clairvoyance dans le sommeil parfait, et d'en présenter la théorie. Vos longs et pénibles travaux, appliqués à tant d'objets différens, ne vous ont pas donné le loisir, ni même fourni l'occasion de pénétrer dans les mystères du sommeil, pour examiner comment et pourquoi les facultés internes y reçoivent des impressions de mouvement qui tantôt les fatiguent et les tourmentent par des rêves menteurs, et tantôt leur causent un calme délicieux, où les vérités les plus secrètes de la nature se présentent avec tant de vivacité, qu'elles se font entendre par la parole sans interrompre le sommeil. Que d'instructions vous nous auriez transmises, si vous aviez conversé avec un somnambule véridique !

Un somnambule pour docteur, quelle folie! Ah! du moins faut-il y regarder. Pourquoi
se moquer des choses qu'on ignore? Quel
orgueil! N'est-ce pas se croire infaillible,
que de croire impossible tout ce qu'on ne
croit pas?

L'habitude qu'on a prise dans certaines
écoles de ne croire que ce que des auteurs
en réputation ont adopté, a perpétué l'ignorance. Ainsi, dit-on dans un endroit, restons-en là, Descartes a jugé; dans un autre,
restons-en là, Newton a décidé; et dans un
autre, Hippocrate a prononcé.

On place des sentinelles à la porte des
sciences pour empêcher de pénétrer plus
avant; mais nous, persuadés que l'esprit humain a encore beaucoup de chemin à parcourir dans la carrière des sciences, armons-
nous de courage, ne restons pas à la porte,
forçons-la hardiment, repoussons la senti-
nelle, bravons le corps-de-garde, et marchons
en avant.

Croire que tout a été dit, qu'il n'y a plus
rien à découvrir; condamner une proposition
parce qu'elle est neuve, c'est interdire la faculté de penser, et perpétuer l'ignorance.

Examen de l'intelligence.

Il n'appartient pas aux physiciens ni à personne de pouvoir définir l'ame de l'homme considérée métaphysiquement ; c'est le secret de la Divinité, inaccessible à nos pensées. Mais comme les expériences du fluide subtil nous font connaître des mouvemens divers opérés sur l'intelligence des hommes et des animaux par une puissance étrangère, nous avons lieu de penser que cette intelligence, plus ou moins parfaite dans les uns que dans les autres, a un mécanisme physique pour recevoir des idées, comme l'œil pour recevoir la lumière des objets qu'il contemple. Ces différentes dispositions, réunies aux qualités de son organisation, la rendent plus ou moins parfaite, comme la vue.

Certains philosophes la supposaient une substance particulière, une puissance active qui entrait et sortait alternativement du corps de l'homme, le sommeil et le réveil. Les évanouissemens et la folie leur servaient de preuves, et les rêves s'expliquaient comme des maladies.

Cette prétendue substance active, supposée entrer et sortir du corps par la seule puissance de sa liberté, ne peut se soutenir sous les influences du fluide subtil qui la font mouvoir comme un instrument de musique, au gré de celui qui en joue.

Quand on endort un malade à volonté; quand on lui fait voir des choses qu'il n'a jamais pu connaître; quand on transporte sa clairvoyance dans les lieux les plus inaccessibles; quand, dans son sommeil, on le fait danser, écrire, jouer; quand on lui commande, par une seule pensée, les mouvemens de ses organes, peut-on dire que son intelligence est une puissance uniquement à lui?

Les chiens, les cochons et les chevaux instruits pour la curiosité du public, n'ont-ils pas un mécanisme d'intelligence proportionné à leur constitution, qu'on fait jouer également par les mouvemens du fluide subtil? C'est cette même intelligence que les Lapons et Cardan appelaient leur démon familier, les Écossais une seconde vue, et les anciens poëtes leur génie. Ils supposaient donc l'arrivée d'une cause étrangère à eux-mêmes, qui les animait comme un violon lorsqu'on vient à en jouer.

D'après les expériences les mieux étudiées, nous avons lieu de croire que le mécanisme physique de l'intelligence humaine est un œil intérieur imperceptible, qui a les propriétés d'un miroir pour recevoir et réfléchir les combinaisons de mouvement du fluide subtil. Il reçoit, selon sa capacité, celles avec lesquelles il se trouve en rapport ; il les reçoit plus parfaitement dans un profond sommeil, parce que les autres sens ne peuvent le distraire ni le troubler.

Le travail du fluide subtil sert à purifier ce miroir, comme l'eau à nettoyer le verre, s'il est trop encrassé ; le fluide peut à peine l'éclaircir pour un instant, comme ces vieux tableaux sur lesquels on passe une éponge imbibée d'eau, qui en rappelle les plus beaux traits. C'est l'exemple des imbécilles qu'on rend clairvoyans pour quelques instans, lorsqu'ils sont mesmérisés dans le sommeil.

Si ce miroir est obscur, brisé, taché, construit de manière à représenter les objets de travers, en renversement, en grimaces, en contorsions, en monstruosités, aucun objet ne peut y être représenté fidèlement. Ces sortes de miroirs refont à leur manière les images qui s'y présentent ; et voilà la différence des intelligences humaines, qui sont aussi variées que les caractères et les visages.

Ce miroir, qui se purifie par l'abondance
des courans entrans du fluide subtil, commence par représenter les objets sous les
formes différentes que ses taches ou ses défauts leur donnent. C'est la cause des rêves
qu'on éprouve, et qui se dissipent peu à peu,
à mesure que les courans du fluide subtil pu-
rifient l'intelligence, qui ne devient parfaitement clairvoyante que lorsque ses taches
sont effacées. C'est alors que les révélations
sont exactes, parce que le miroir est fidèle.
Quelquefois les taches de ce miroir sont si
tenaces, que, pour vaincre leur résistance, il
se fait un combat intérieur entre les courans
entrans et sortans, qui ébranlent la mémoire,
l'imagination, la volonté, font éprouver des
convulsions et des sensations qu'on ne saurait décrire. C'est ce qu'on appelle *la rêverie.*

La rêverie est quelquefois un état agréable
et délicieux ; mais le plus souvent on y
éprouve des crises violentes, auxquelles on
ne peut porter aucun secours, et d'où l'on
sort effrayé, couvert de sueur, avec la fièvre
et des convulsions.

Dans ces momens fâcheux et imprévus, si
quelque fibre se dérange, se détache, se con-
tourne ou s'altère, comment y remédier ? si des
humeurs

humeurs s'y figent, comment les faire fondre?

Voilà, Mesdames, la source de beaucoup de maladies qu'on voudrait guérir par des remèdes extérieurs, tandis que le fluide subtil peut seul s'y introduire et y porter la guérison.

Si la peur, l'effroi, la surprise, des chagrins ou d'autres affections affligeantes produisent des dommages à la santé dans l'état du réveil, que ne doivent-ils pas en causer dans les rêves pendant le sommeil, lorsque aucune distraction ne peut en affaiblir la violence!

Le mal, qui arrive alors dans les facultés internes, peut être considéré comme un glaçon qui, dans une nuit, s'est formé par le froid, et qui arrête les rouages du moulin : il les fixe dans une fausse position, qui ne peut changer que lorsqu'il sera entièrement fondu.

Les courans entrans du froid l'ont gelé, les courans sortans du chaud le dégèleront, après la crise du combat entre eux. Voilà le seul remède éprouvé que procure le mesmérisme dans les parties les plus secrètes et les plus délicates des facultés internes.

Il y a, Mesdames, deux portes pour sortir de l'état de la rêverie, qui ne sont pas toujours ouvertes à volonté. Comme c'est un état entre le grand sommeil, dans lequel on obtient des révélations, et le réveil où tout le corps se remue, il faut, ou se réveiller entièrement, ou parcourir la route du sommeil jusque sur le haut de la montagne : alors, dans le calme le plus doux, la clairvoyance donne des jouissances ineffables. On y arrive quelquefois naturellement ; mais le mesmérisme artificiel est un grand moyen pour y faire parvenir les malades.

Les fous ne sont fous que parce qu'ils sont en permanence dans la région des rêves : comme ils sont à la moitié du chemin qui mène sur la montagne des révélations, il est plus aisé de les y transporter par le mesmérisme que les autres malades : voilà pourquoi on trouve tant de facilité à les rendre somnambules clairvoyans.

La folie est une maladie de l'intelligence, qui, comme la goutte, sert souvent à prolonger la vie, pourvu qu'on ne la traite pas par des drogues. On conçoit que le fluide subtil peut seul se porter à ce mécanisme physique qui est dans le cerveau, et qui consiste dans un point imperceptible que l'œil de l'homme, avec le plus parfait microscope, ne découvrira jamais, parce qu'il est presque liquide, et qu'il se fond entièrement lorsqu'il est exposé à l'air.

Les somnambules bien clairvoyans en donnent une idée qui nous a paru digne de l'attention des physiciens. Lorsque, interrogés sur l'anatomie intérieure de l'homme vivant, dont ils ont donné tant de détails curieux, on les a invités à considérer attentivement les parties sur lesquelles se porte la pensée, voici à peu près leur réponse.

Les mouvemens qui servent à la pensée sont communiqués, comme tous les autres, par le fluide subtil à un point infiniment petit, qui est comme un œil, ou un miroir qui réfléchit les objets avec lesquels il se trouve en rapport, soit par l'instinct naturel, soit par la volonté.

Cet œil intérieur se trouve dans les plus petits insectes comme dans l'homme, puisqu'ils pensent à nourrir et à élever leur famille, et qu'on remarque en eux des désirs et des affections qui ont toujours la pensée pour principe.

Ce petit œil est sujet, comme un miroir, selon les influences intérieures ou extérieures qui lui arrivent, là se ternir, à se briser, à se couvrir d'une crasse imperceptible que lui procurent les excès d'étude, de plaisir, de douleur, d'affection, de passion, etc.

Voilà d'où vient la folie quand elle ne vient pas de naissance. Le langage et les occupations libres des fous servent à faire connaître ce qui les a rendus tels.

La folie.

C'EST dans le sommeil et par les rêves que se fixe intérieurement la folie. Après avoir joué son rôle dans l'état du réveil, il semble que, fatiguée par une longue agitation, elle se repose alors dans les facultés internes, et s'y attache jusqu'à ce que des mouvemens combinés du fluide subtil viennent la détacher : ces mouvemens s'expliqueront dans la suite.

Les moyens de se préserver de la folie, et qu'on ne saurait trop recommander aux jeunes gens doués d'un génie vif et bouillant, consistent à vivre d'une manière régulière et conforme à la morale de la nature, qui défend tous excès dans l'exercice des facultés internes. Il faut s'environner de courans harmonieux, se garantir de l'ennui, de toute inquiétude sur son sort ; s'occuper habilement d'un travail honnête et utile, faire tout le bien dont on est capable, éviter la société des méchans, les disputes, les procès; se garantir de l'avarice, de la prodigalité, de l'ostentation, de l'ambition, de la passion du jeu et autres; enfin, conserver son ame tranquille dans tous les événemens de la vie : dès-lors les mauvais rêves n'auront pas lieu, et n'occasionneront aucun genre de folie.

Les moyens de guérir les fous sont à la portée de tout le monde ; ils sont faciles, doux et gracieux : on en a imaginé de ce caractère qui souvent ont réussi; mais si on y joignait la pensée et l'intention d'y conduire des courans du fluide subtil avec toutes les conditions requises, les guérisons seraient bien plus promptes et plus solides.

Si on endormait ces malades par le mesmérisme, et qu'on les rendît somnambules clairvoyans, on recevrait d'eux-mêmes les moyens de les guérir, et on obtiendrait encore des connaissances bien utiles aux progrès de l'esprit humain.

Les hommes honnêtes, compatissans et généreux, qui s'appliquent depuis plusieurs années à guérir les insensés, devraient essayer ce moyen.

On sait que plusieurs d'entre eux s'en occupent secrètement avec succès ; mais ils ont
de la peine à l'avouer. La haine implacable
que certains savans ont jurée au mesmérisme,
empêché ces hommes timidés de paraître s'y
appliquer, et d'en faire le principal sujet de
leurs soins infatigables. Quand donc la lumière sortira-t-elle des ténèbres sans être in-
sultée ?

Vous le savez, Mesdames, que d'erreurs
jusqu'à présent ont causé d'afflictions dans
les familles où la folie s'est fait sentir ! Une
jeune personne attaquée de maux de nerfs,
sujette à des convulsions, est d'abord traitée
par les instrumens de la chirurgie, par les
drogues de la pharmacie ; ces moyens, loin
de la soulager, irritent ses nerfs ou les affai-
blissent : elle devient furieuse ou imbécille ;
le délire augmente et se fortifie chaque jour.
Un fluide subtil, employé dans le principe,
aurait nettoyé l'œil de son intelligence aussi
aisément qu'il enlève communément une or-
dure de l'œil extérieur.

Ce remède naturel et simple étant ignoré
ou méprisé, après bien des efforts et des dé-
goûts, on renonce à la guérir ; l'affection de
la famille l'abandonne ; on l'envoie dans une

chambre obscure, et, dans la crainte qu'elle
ne brise les meubles, on ne laisse autour
d'elle que des matelas. Une personne de confiance lui apporte, en grondant, sa nourriture, et la maltraite sur les désordres où elle
la trouve.

Ne vaudrait-il pas mieux la porter sur les
montagnes, au milieu des forêts, parmi les
Lapons ? le mesmérisme naturel viendrait
l'inspirer et la guérir. Mais, hélas ! seule dans
les ténèbres, elle s'inquiète et s'agite sans aucun espoir. L'homme le plus sensé pourrait-il
résister aux rigueurs d'un pareil traitement ?
Enfin, épuisée, elle meurt dans les ténèbres,
au grand contentement de sa famille.

Depuis la découverte du mesmérisme, n'y
a-t-il plus d'erreurs sur le traitement des insensés dont il donne connaissance ? On est
obligé de les signaler pour l'instruction publique. Les abus se glissent partout. C'est à
vous, Mesdames, à les corriger, vous en êtes
souvent victimes; votre censure les fera dis-
paraître.

Dès qu'on enseigna les procédés du mesmérisme, la plupart des disciples, à demi-
instruits, s'empressèrent de faire des expériences sur des malades de tout genre. Ils

firent quelques victimes, et quelques-uns furent eux-mêmes sacrifiés par leur propre ignorance.

On fait aujourd'hui des essais pour guérir publiquement ceux qui sont sujets à des maux de nerfs, à des convulsions, à des accès de folie; mais les parens ou amis des malades, au lieu de se charger eux-mêmes du soin de les mesmériser dans le calme de la retraite, ce qui serait plus honnête, plus décent, plus profitable et plus conforme aux règles de la nature, à raison des rapports, des influences habituelles et de la confiance que ce traitement exige, on appelle un Mesmérien dont on connaît à peine le caractère et le savoir; on livre souvent ainsi une victime à son ignorance, à sa cupidité et à son ostentation. Cet homme, jaloux de montrer des expériences de pure curiosité, plutôt que des guérisons, dès qu'il a une telle malade soumise à ses soins, s'empresse d'en faire une somnambule : au lieu de préparer la route du sommeil par des préliminaires essentiels, il s'empresse de l'endormir et de l'endormir publiquement, sans égard aux mauvaises influences des assistans, et à la décence que ce sommeil exige. Les voisins et les curieux viennent répandre autour d'elle les courans irréguliers de leur organisation, et troublent ainsi ses facultés internes, ce qui produit souvent en elle une nouvelle maladie. On l'interroge, on la consulte pour différens malades, avant qu'elle soit parvenue à la perfection du sommeil ; pressée de répondre, elle parle souvent au hasard, ou par l'inspiration de son conducteur.

Ces traitemens d'ostentation seront bientôt imités par les charlatans sur les places publiques, sur les boulevards et dans les foires de villages. Ainsi la Pythie qui rendait autrefois ses oracles dans le temple, sur un autel, paraîtra en triomphe sur des tréteaux ; comme des singes à qui on fait faire l'exercice. C'est ainsi que les choses les plus précieuses perdent leur prix par des indiscrétions.

Il est bien rare que ces malades, exposés aux regards du public, obtiennent une guérison parfaite; la permanence qu'on veut leur procurer dans le somnambulisme, pour obtenir plus long-temps des divinations, affaiblit leurs organes intérieurs, ce qu'on peut remarquer en examinant sur leur front la tension de leurs nerfs.

La nature ne demande rien de forcé; il

faut que la divination vienne pour ainsi dire d'elle-même, du plus profond sommeil, par les plus doux mouvemens du fluide subtil, comme la fleur arrive sur la plante.

Il est, Mesdames, si facile de guérir les insensés en les endormant par le mesmérisme, et en les réveillant entièrement lorsqu'ils sont hors du sommeil! Ce sont des rêveurs qu'il faut éloigner de la région des songes par toutes sortes d'amusemens et de distractions; ce sont des enfans qu'il faut faire voyager du réveil au sommeil, et du sommeil au réveil. Le mesmérisme apprend à faire leur éducation dans le sommeil, et la nature apprend à chaque mère la manière de la faire dans le réveil. Les mères de famille éclairées et fidèles aux inspirations de la nature, sont donc très-propres à servir de modèles pour la guérison des insensés.

L'enfance est l'âge de toutes sortes de petites folies; celles d'un âge plus avancé, ayant à peu près le même caractère dans des individus plus robustes, demandent des mesures analogues.

L'enfant qui se trouve embarrassé sur l'usage qu'il doit faire de ses facultés externes et internes, les exerce inconsidérément: c'est sa mère qui lui apprend à s'en servir.

Quand cette première éducation est bien faite, il est rare que les folies de l'enfance prennent racine, ou laissent dans l'intérieur des germes qui, dans un âge plus avancé, présentent des folies d'un genre plus fâcheux.

En examinant comment une mère se conduit dans l'éducation d'un enfant imbécille, farouche, acariâtre, colère, étourdi, etc., on apprend à corriger de tels caractères dans les hommes de tout âge. Voyez cette mère qui soutient son enfant dans ses bras, et le penche sur son sein : elle le flatte, le caresse, l'amuse par des jeux de tendresse ; elle modifie sa voix pour la mettre à l'unisson de la sienne ; elle lui sourit avec grâce ; elle forme les premiers rudimens de son langage par des mots tendres et agréablement sonores ; elle souffle avec une douce affection sur la cuillerée de bouillie dont elle le nourrit, pour la lui faire prendre sans répugnance ; elle examine avec soin si rien ne gêne ses membres délicats.

Ah ! Mesdames, si l'on pouvait voir la circulation des courans harmonieux du fluide subtil de la mère à l'enfant, et de l'enfant à la mère, on reconnaîtrait cette nourriture invisible que le corps de l'arbre fournit à ses branches; on verrait sortir du cœur de la mère des influences à peu près semblables à celles qui émanent de la moelle des plantes sur leurs tiges; on verrait qu'elle s'incorpore pour ainsi dire en lui par l'entrelacement des courans réciproques du fluide subtil.

Celui qui entreprend la guérison d'un insensé, doit se communiquer ainsi à son malade; il doit s'attacher à lui comme la mère à son enfant, pour l'embraser du feu vital qui régularise les mouvemens de la santé.

Cette tendre mère s'applique à fournir à son enfant des jouissances extérieures et intérieures, pour que ses facultés croissent régulièrement et librement, comme les plantes sous les influences d'un climat délicieux.

Voilà pourquoi elle met des joujous dans ses petites mains, elle fait sonner à ses oreilles de jolis grelots, elle présente à son odorat des fleurs de bonne odeur, elle expose à ses regards divers objets qui ont des mouvemens agréables et légers, des papillons, des oiseaux, de petites girouettes.

A mesure que les forces de cet enfant augmentent, les soins de sa mère deviennent plus sérieux; elle raisonne avec lui, elle le mène dans la société des enfans de son âge pour le former au commerce des hommes; elle le laisse avec plus de liberté exercer les organes de son corps pour lui donner la souplesse, l'agilité et la force que la nature leur destine; mais elle ne cesse de veiller sur ses facultés internes; elle les observe jusqu'à ce qu'elle le livre aux soins de son père, aux écoles de la société, aux lois du gouvernement de son pays, qu'il doit soigneusement observer pendant tout le cours de sa vie.

C'est, Mesdames, par des procédés équivalens que vous parviendrez à guérir les insensés de tout âge qui pourraient vous intéresser; il faut les faire retourner à cette première éducation, comme des enfans qui viendraient de naître; ce sont des cloches fêlées qu'il faut refondre, et remettre dans leur premier moule pour leur rendre la clarté du son qu'elles ont perdue. Mais, pour cet effet, il faut avoir la tendresse d'une mère, le cœur d'un père, et l'enthousiasme d'un artiste : avec ces dispositions il n'est point de folie qu'on ne puisse guérir; on animerait une statue.

S'il faut se faire enfant pour élever des enfans, il faut se conformer au caractère des fous pour les guérir, se familiariser avec

eux, tâcher de leur plaire et de les amuser,
les faire chanter, danser au son d'une musique agréable, les mener à la promenade sous
des arbres mesmérisés, les laisser errer librement dans des jardins ornés de fleurs, et
garnis de bassins d'eau remplis de petits pois-
sons de toutes couleurs. C'est au milieu de
tout cela que les harmonies de la nature se
propagent et se respirent par tous les sens,
de manière à pénétrer dans l'organe physique de l'intelligence. On conçoit que la
cure doit souvent être longue, parce que la
nature ne précipite rien.

Les insensés seraient guéris plus promptement, plus sûrement et d'une manière plus
naturelle par les grands courans du fluide subtil qui descendent immédiatement des cieux,
sans être troublés par les influences contraires,
si l'on pouvait les conduire dans des îles favorables, hérissées de montagnes, garnies
de forêts vigoureuses, habitées par toutes
sortes de bêtes sauvages, et sillonnées de rivières limpides.

Faute de ces grands moyens naturels, on
est obligé de chercher dans le pays qu'ils
habitent, des ressources analogues pour leur
communiquer les mouvemens réguliers et

harmonieux du fluide subtil, qui lèvent les obstacles nuisibles à l'activité naturelle de l'intelligence.

Ainsi, ne pouvant pas les faire courir et s'amuser avec les bêtes sauvages des forêts, dont le caractère ne varie jamais, on excitera leurs mouvemens par des jeux imaginés dans la société pour récréer l'oisiveté; on les fera jouer à la paume, au billard, à la boule, aux quilles, au galet, à la balançoire, et à d'autres exercices qui, sans trop gêner l'imagination, l'occupent agréablement.

Leurs regards ne pouvant pas se porter, pour les distraire, comme dans ces îles sauvages où ils pourraient contempler avec admiration ces oiseaux de proie qui s'élancent au plus haut des airs, qui font leurs nids dans les rochers et conduisent leurs petits dans de longs voyages sur les mers, on les amusera par des oiseaux chantant dans des volières; leur ramage pourra les réjouir et adoucir leur caractère.

Il n'y aurait point de folies au monde, si l'on pouvait reporter le genre humain aux temps voisins de la création. Les climats naturels servaient alors à conserver la santé pendant des siècles; les maladies étaient alors bien rares, et surtout celle de la folie, qui n'est qu'un mal de société.

Que n'a pas à redouter la postérité, si ce mal va toujours croissant, à raison des progrès qu'il fait chaque jour chez tous les peuples, qui se communiquent avec tant d'empressement leurs rêves réciproques? Qui les réveillera lorsqu'ils seront endormis? Le mesmérisme artificiel qui va se propager.

C'est à vous, Mesdames, qu'on confie son triomphe. On croit vous avoir persuadé qu'il n'est pas une chimère, qu'il est au contraire d'un intérêt bien important pour l'humanité.

Est-il une science qui mérite plus l'attention des savans?

Appliqué à l'agriculture, il multiplierait et perfectionnerait ses productions, comme les expériences l'ont démontré; les campagnes, embrasées de ce feu vital qui détruit le venin des maladies, deviendraient beaucoup plus salutaires pour les hommes et pour les animaux; les arbres mesmérisés seraient des médecins utiles, ainsi qu'on l'a souvent prouvé.

Ces avantages incomparables sont estimés de peu de gens, tandis que tant d'objets frivoles et dangereux occupent la multitude.

La théorie du mesmérisme bien approfondie

fondie démontre les défauts de la plupart des systèmes physiques enseignés jusqu'à présent; la science des mouvemens était ignorée : elle la développe à la satisfaction des curieux qui la cherchent.

Les physiciens qui ont méconnu l'existence du fluide subtil qui remplit l'Univers, et qui a le mouvement par essence, ont eu recours à des vertus occultes, et ont ainsi fermé la porté de la science à ceux qui auraient voulu chercher une cause positive, réelle et satisfaisante.

Ils se sont conduits à cet égard comme des enfans élevés dans l'intérieur d'un moulin à vent, sans en être jamais sortis.

Ces enfans, habitués à voir tourner les rouages du moulin, sans autre instruction que celle de leurs pères, auraient dit, comme eux, que le travail de la mécanique venait de certaines vertus occultes que les uns appelaient *attraction*, d'autres *répulsion*, et d'autres *gravitation*, sans cependant pouvoir expliquer en quoi consistaient ces prétendues vertus.

Sur ces entrefaites un étranger, observateur de ce qui se passe dans la nature, frappe à la porte du moulin, y demande l'hospitalité.

Dans ses entretiens avec ces enfans, il apprend qu'ils attribuent le mouvement des rouages à des vertus occultes. A ce langage, qui l'étonne, il s'empresse de les instruire.

L'étranger. En quoi donc consistent ces vertus occultes? — *Les enfans.* C'est l'attraction, c'est la répulsion. — *L'étranger.* Qu'entendez-vous par l'attraction et la répulsion? — *Les enfans.* L'attraction est une vertu qui attire; la répulsion est une vertu qui repousse — *L'étranger.* Pourquoi l'une attire-t-elle? Pourquoi l'autre repousse-t-elle? — *Les enfans.* Ce sont les secrets de la nature, qu'il n'est pas donné à l'homme de comprendre. — *L'étranger.* Que diriez-vous si, pour vous désabuser, je vous montrais ce qui fait tourner votre moulin? Sortez avec moi; venez voir le vent qui introduit le mouvement sur les rouages du moulin. — *Les enfans.* Le vent! nous ne le connaissons pas; on n'en voit point; comment pourrions-nous y croire? — *L'étranger.* Quoique vous ne le voyiez pas, vous n'en sentez pas moins les effets; ils sont remarquables dans l'agitation des arbres, dans le cours des nuages, dans les mouvemens des moissons.

Ce vent, que vous ne voyez pas, enlève quelquefois votre chapeau et le fait rouler dans les champs; il sèche le linge de vos lessives; il peut même renverser votre moulin. — *Les enfans*. Nos pères ne nous ont rien dit de ce vent, nous ne saurions y croire.

Cependant, il faut en convenir, les plus habiles physiciens ont toujours paru peu satisfaits de ces vertus occultes qui ne servent qu'à masquer l'ignorance. Plusieurs ont prédit qu'on découvrirait un jour la véritable cause du mouvement. Voltaire l'a dit formellement, que la matière a d'autres attributs que l'attraction, la gravitation, qu'on connaîtra un jour (1).

Ce jour est arrivé. Mesmer, venant en France, se proposait de lui montrer sa prédiction accomplie. Il espérait aussi expliquer sa découverte à Buffon et à Jean-Jacques Rousseau. Ces savans sont morts dans les premiers jours de son arrivée à Paris.

Après avoir cherché inutilement les moyens de loger la science d'une manière digne d'elle, il l'a laissé aller au hasard. Elle a reçu l'hospitalité chez quelques particuliers sensibles,

---

(1) *Voyez* le chapitre II de la seconde partie des *Élémens de la Philosophie de Newton*.

vertueux et bienfaisans. Long-temps vaga-
bonde dans divers climats, plaisantée dans les
salons et sur les théâtres, cette fille de la nature, digne des hommages de l'Univers, n'a
pu encore se faire respecter dans les écoles
de France, ni même s'y faire entendre.

Mesmer l'a présentée dans sa nudité naturelle. Cet ouvrage est sa première robe. Il
faut espérer que, lorsqu'un Institut attentif
à sa beauté, à ses richesses et à sa puissance,
s'empressera de l'épouser, on lui fera une
belle robe de noce.

Que de siècles s'écoulent avant que les
hommes puissent apprendre comment ils
existent !

FIN.

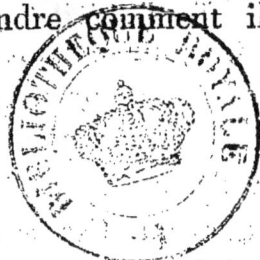

DE L'IMPRIMERIE DE Mme Ve AGASSE,
RUE DES POITEVINS, No 6.

www.ingramcontent.com/pod-product-compliance
Lightning Source LLC
Chambersburg PA
CBHW031123210326
41519CB00047B/4493